Bernd Nissen

Hypochondrie

Viele Begriffe, die wir aus der Psychoanalyse kennen, blicken auf eine lange Geschichte zurück und waren zum Teil schon vor Freuds Zeit ein Thema. Einige Begriffe haben längst den Weg aus der Fachwelt hinaus in die Umgangssprache gefunden. Alle diese Begriffe stellen heute nicht nur für die Psychoanalyse, sondern auch für andere Therapieschulen zentrale Bezugspunkte dar.

Die Reihe »Analyse der Psyche und Psychotherapie« greift grundlegende Konzepte und Begrifflichkeiten der Psychoanalyse auf und thematisiert deren jeweilige Bedeutung für und ihre Verwendung in der Therapie. Jeder Band vermittelt in knapper und kompetenter Form das Basiswissen zu einem zentralen Gegenstand, indem seine historische Entwicklung nachgezeichnet und er auf dem neuesten Stand der wissenschaftlichen Diskussion erläutert wird.

Alle Autorinnen und Autoren sind ausgewiesene Fachleute auf ihrem Gebiet und können aus ihren langjährigen Erfahrungen in Klinik, Forschung und Lehre schöpfen. Die Reihe richtet sich in erster Linie an Psychotherapeutinnen und -therapeuten aller Schulen, aber auch an Studierende in Universität und Therapieausbildung.

Bereits erschienen sind:

Band 1 Mathias Hirsch: Trauma. 2011.
Band 2 Günter Gödde, Michael B. Buchholz: Unbewusstes. 2011.
Band 3 Wolfgang Berner: Perversion. 2011.
Band 4 Hans Sohni: Geschwisterdynamik. 2011.
Band 5 Joachim Küchenhoff: Psychose. 2012.
Band 6 Benigna Gerisch: Suizidalität. 2012.
Band 7 Jens L. Tiedemann: Scham. 2013.
Band 8 Ilka Quindeau: Sexualität. 2014.
Band 9 Angelika Ebrecht-Laermann: Angst. 2014.
Band 10 Hans-Dieter König: Affekte. 2014.
Band 11 Bernhard Strauß: Bindung. 2014.
Band 12 Ludwig Janus: Geburt. 2015.
Band 13 Jürgen Grieser: Triangulierung. 2015.

Band 14 **Analyse der Psyche und Psychotherapie**

Bernd Nissen

Hypochondrie

Psychosozial-Verlag

Übersetzung der englischen Zitate durch Antje Becker unter Mitarbeit von Bernd Nissen

Bibliografische Information der Deutschen Nationalbibliothek
Die Deutsche Nationalbibliothek verzeichnet diese Publikation in der Deutschen Nationalbibliografie; detaillierte bibliografische Daten sind im Internet über http://dnb.d-nb.de abrufbar.

2. Auflage 2024

E-Mail: info@psychosozial-verlag.de
www.psychosozial-verlag.de

Umschlaggestaltung nach Entwürfen von Hanspeter Ludwig, Wetzlar
Innenlayout: Hanspeter Ludwig, Wetzlar
www.imaginary-world.de
Satz: metiTEC-Software, me-ti GmbH, Berlin
ISBN 978-3-8379-2442-8

Inhalt

Vorwort

Es mag zwar dramaturgisch nicht klug sein, schon im Vorwort das Ergebnis einer kleinen Abhandlung vorwegzunehmen, aber wir kommen um eine Einsicht nicht herum: Die Hypochondrie lässt sich kaum explizit definieren, das heißt, wir können nur mit Einschränkungen sagen, die Hypochondrie sei a, b oder c. Hypochondrische Störungen sind komplexe Gebilde – und solche Komplexitäten haben die störrische Eigenschaft, sich nie vollständig bestimmen zu lassen.

Ich habe daher einen anderen Weg gewählt, nämlich versucht, die Hypochondrie implizit-intuitiv zu bestimmen. Ich lasse also unterschiedliche Beschreibungen, Modellierungen und Konzeptualisierungen für sich selbst sprechen, umkreise immer wieder das Phänomen der Hypochondrie, sei es in Theorie, Klinik, Psychogenese, sei es in der Behandlungstechnik. Ich lasse daher den Autorinnen und Autoren viel Platz für die Selbstdarstellungen in ausführlichen Zitaten. Aus diesem Umkreisen mittels ganz unterschiedlicher Perspektiven möge sich – so meine Hoffnung – ein Gefühl, ein intuitives Wissen entwickeln, was Hypochondrie sein könnte.

Diese Intuition ist aber nicht beliebig, verliert sich auch nicht in Beliebigkeit. Ich meine zeigen zu können, dass es zentrale psychodynamische und -strukturelle Merkmale gibt, die *das* Hypochondrische auszeichnen. Nun scheint es mir wiederum dramaturgisch klug, diese Aspekte hier nicht gleich zu verraten, sondern die Neugier lebendig zu halten. Ich hoffe, dass mein Vorhaben gelungen ist. Dann hätte dieses kleine Buch seinen Zweck erfüllt.

Berlin, 11. Februar 2015

Einführung

»Ich habe das Dunkel in der Hyp[ochondrie]frage immer als eine schwere Schande für unsere Bestrebungen empfunden, aber bis auf Vermutungen nichts zustande gebracht«, schreibt Sigmund Freud 1912 an Sándor Ferenczi (zitiert nach Brabant et al., 1993, S. 72).

In der Tat ist die Hypochondrie trotz ihrer immensen klinischen Relevanz immer noch, und zwar nicht nur unter psychoanalytischen Gesichtspunkten, sondern auch unter verhaltenstherapeutischen, psychiatrischen, neurowissenschaftlichen, sozialen etc., ein dunkles Rätsel. Wer allerdings glaubt, ein solches Rätsel würde verstärkt Forschung und Veröffentlichungen nach sich ziehen, wird enttäuscht. Zahlreiche Autorinnen und Autoren stellen fest, dass die Hypochondrie gemessen an ihrer Häufigkeit und gesundheitlich-ökonomischen Bedeutung »ein Schattendasein« führt, »in der wissenschaftlichen Literatur eher selten diskutiert« wird (Röder et al., 2003, S. 15). Und Herbert A. Rosenfeld konstatiert: »Es ist interessant, daß es verhältnismäßig wenig psychoanalytische Literatur zu diesem Gegenstand gibt, obwohl hypochondrische Ängste offensichtlich ein häufiges Symptom bei Patienten in psychoanalytischer Behandlung sind« (1964, S. 210).

Mechthilde Kütemeyer beklagt noch eine andere Ignoranz: »In der aktuellen Literatur über Hypochondrie, auch der psychiatrischen […], fällt auf, daß die basalen Beschwerden der Betroffenen, die beängstigenden körperlichen Empfindungen, nicht beschrieben werden. Als subjektive Empfindungen, als bloße Befürchtungen, sind sie offenbar nicht der Rede wert« (2003, S. 251).

Versuchen wir also im Folgenden eine theoretische und klinische Bestimmung dieser vielleicht ältesten psychischen Krankheit der Menschheit.

Ein kurzer geschichtlicher Überblick

Die Hypochondrie ist ein schillerndes Phänomen. Episoden von Hypochondrie kennen wohl die meisten von uns, vielleicht im Schreck nur momenthaft, vielleicht als Qual über Tage und eventuell endend mit einem Arztbesuch »zur Beruhigung«.

Hypochondrie scheint es immer gegeben zu haben, vielleicht ist das ein Preis der Selbstbewusstwerdung des Menschen. Es gibt Berichte byzantinischer Ärzte des 6. Jahrhunderts, die uns erstaunlich aktuell erscheinen. Das Wort »hypochondrium« taucht vermutlich zuerst bei Hippokrates auf und bezeichnet die Gegend unterhalb der Rippen: rechtes Hypochondrium, also Leber- und Gallenbereich, linkes die Milz, dazwischen Magen und Verdauungsapparat – also ein anatomischer Begriff. Galen von Pergamon verband den Begriff mit Verdauungsstörungen und ordnete »morbus hypochondriacus« im Rahmen der 4-Säfte-Theorie den melancholischen Beschwerden zu, also dem Persönlichkeitstyp der Melancholie. Erst im Laufe der nächsten Jahrhunderte wurden die anderen Eigenschaften der Hypochondrie, wie Besessenheit, Angstanfälle etc., hinzugefügt.

Eine gewisse Blüte scheint die Hypochondrie von der Renaissance über das Barock bis hin zur Klassik erlebt zu haben. Im 15. Jahrhundert gab es zunächst in Italien zum Beispiel eine allmähliche Bewegung vom frühen Ideal des geschickten Handwerks zum exzentrischen und sensiblen Künstler, und die Melancholie galt als schicksalhafte Veranlagung des geistigen Menschen.

Burtons Buch *Die Anatomie der Melancholie* von 1621 scheint ähnlich breite Resonanz wie später Goethes *Die Leiden des jungen Werthers* gefunden zu haben und erlebte am Ende des Jahrhunderts die achte Auflage. Man hielt die Milz für das auslösende Organ, primär bei Männern, denn bei Frauen machte man die Gebärmutter, die Hystera, verantwortlich. Es war also vorrangig den Männern vorbehalten, einen »Spleen« zu haben (engl. *spleen* = Milz), die Frauen galten eher als hysterisch. In gewissen Kreisen der damaligen Upperclass war es durchaus chic, »hipped« und »spleenig« zu sein.

Erst mit den gesellschaftlichen Umbrüchen im Vorfeld der bürgerlichen Revolutionen kam ans Tageslicht, dass auch das gemeine Volk hypochondrisch und hysterisch sein konnte und sich damit nun sogar in die Öffentlichkeit wagte. Susan Baur, die ein kurzweiliges populärwissenschaftliches Buch über die Hypochondrie geschrieben hat (1991), fängt diese Entwicklung mit treffenden Zitaten ein: »›Die *hysterischen und hypochondrischen Störungen*, einst für die Salons der Großen typisch, [sind] nun in unseren Küchen und Werkstätten zu finden‹, schrieb der amerikanische Arzt Benjamin Rush 1774 mit offensichtlichem Stolz. Und im alten England führte James Boswell die unmodische Überzeugung einen Schritt weiter, indem er öffentlich vertrat, daß ›Hypochondrie, wie Fieber oder Gicht oder alle anderen Krankheiten, alle Menschen betrifft, vom Klügsten zum Allerdümmsten‹« (Baur, 1991, S. 39f.).

Mit der industriellen Umgestaltung, die auch eine effiziente Krankenbehandlung erforderte, und mit der Veränderung des Selbstverständnisses und den Erfolgen der Medizin als Wissenschaft, verschwand also die Hypochondrie offiziell aus den Salons und wurde zu einer Krankheit, die bald den Geisteskrankheiten zugeordnet wurde. So schrieb der französische Kliniker Farlet 1822: »Moralische und intellektuelle Gründe sind ohne Einschränkungen der häufigste Grund für Hypochondrie [...]. Die Ausdrücke verrückt im Kopf und hirnlos deuten direkt auf die Quelle des Übels« (zitiert nach Baur, 1991, S. 40). Diese Neueinordnung bestimmte nun auch, wer an der Krankheit litt und wer sie zu behandeln hatte, nämlich bestenfalls der Nervenarzt. Eugen Bleuler vertrat die Ansicht, dass Patientinnen und Patienten, die an chronischer Hypochondrie litten, Schizophrene seien. Emil Kraepelin unterschied, meines Erachtens sehr brauchbar, »Hypochondria cum materia versus sine materia« oder auch »Hypochondria topica« (entspricht am ehesten der heutigen hypochondrischen Störung) und »Hypochondria vaga« (heute Somatisierungsstörung).

Diagnostik und Verbreitung hypochondrischer Phänomene

Die alten Krankheitsbilder von Hysterie und Hypochondrie sind die ungeliebten Kinder der medizinisch-psychiatrischen Klassifikation. Nie glücklich mit ihnen, versuchte man sie über Neuzuordnungen zumindest präziser diagnostisch einzuordnen, in jüngster

Zeit gar loszuwerden. Aber wir können ziemlich sicher sein, dass für die Hypochondrie gilt, was Aubrey Julian Lewis so herrlich für die Hysterie beschrieb: »In jedem Fall stirbt so ein altes Wort wie Hysterie nur schwer. Wahrscheinlich wird es seine Nachrufe überleben« (zitiert nach Hoffmann, 1996, S. 1).

Die Hypochondrie macht es nicht nur Psychoanalytikern schwer. Intuitiv haben wohl die meisten von uns eine Vorstellung von ihr, kaum aber versucht man, sich ihr systematisch anzunähern, wird es auch schon schwierig, sie als klinische Entität zu fassen. Der Pschyrembel von 2007 definiert Hypochondrie wie folgt:

> »Form der somatoformen Störung mit anhaltender Überzeugung vom Vorhandensein einer ernsthaften körperlichen Erkrankung als Ursache vorhandener Symptome (auch wenn wiederholte Untersuchungen keine ausreichende körperliche Erklärung erbracht haben) und mit beständiger Weigerung, die Versicherung verschiedener Ärzte, dass den Symptomen keine körperliche Erkrankung zugrunde liegt, zu akzeptieren;
>
> im Gegensatz zur Somatisierungsstörung liegt die Aufmerksamkeit mehr auf der vermuteten Erkrankung und ihren Folgen als auf der Vielzahl wechselnder Symptome; die gesteigerte Selbstbeobachtung und Überbewertung von Körperwahrnehmungen als Krankheitszeichen kann sich bis zum hypochondrischen Wahn steigern.«

Schauen wir uns die nosologisch-diagnostische Einordnung im DSM und in der ICD an: Im DSM-IV war die Hypochondrie unter die somatoformen Störungen subsumiert worden, wie folgende Übersicht zeigt:

- 300.81 Somatisierungsstörung,
- 300.81 Undifferenzierte Somatisierungsstörung,
- 300.11 Konversionsstörung,
- 300.7 Hypochondrie,
- 300.7 Körperdysmorphe Störung.

Im DSM-5 ist die Hypochondrie nun ganz eliminiert worden. Der Begriff wurde als pejorativ empfunden. Die Patienten, die bisher unter Hypochondrie diagnostiziert worden sind, erhalten im DSM-5 nun entweder die Diagnose »somatic symptom disorder«

(Körpersymptomstörung) oder »illness anxiety disorder« (Krankheitsangststörung). Es wird argumentiert, dass bei 75 Prozent der Patientinnen und Patienten, die als hypochondrisch eingestuft wurden, somatische Symptome aufweisbar waren. Diese oder angrenzende Symptome werden dann von den Betreffenden exzessiv überbewertet. Bei den verbleibenden 25 Prozent sind keine oder kaum somatische Symptome auffindbar, doch sind die Patienten von der *Angst* okkupiert, erkrankt zu sein.

In der ICD-10 taucht die Hypochondrie noch unter den somatoformen Störungen auf, deren unscharfe inhaltliche Bestimmungen ich kurz aufführe:

F 45 Somatoforme Störungen: Das Charakteristikum ist die wiederholte Darbietung körperlicher Symptome in Verbindung mit hartnäckigen Forderungen nach medizinischen Untersuchungen trotz wiederholter negativer Ergebnisse und Versicherung der Ärzte, dass die Symptome nicht körperlich begründbar seien. Wenn somatische Störungen vorhanden sind, erklären sie jedenfalls nicht die Art und das Ausmaß der Symptome, das Leiden und die innerliche Beteiligung des Patienten.

F 45.0 Somatisierungsstörung: Charakteristisch sind multiple, wiederholt auftretende und häufig wechselnde körperliche Symptome, die mindestens zwei Jahre bestehen. Die meisten Patienten haben eine lange und komplizierte Patienten-Karriere hinter sich, sowohl in der Primärversorgung als auch in spezialisierten medizinischen Einrichtungen, wo viele negative Untersuchungen und ergebnislose explorative Operationen durchgeführt sein können. Die Symptome können sich auf jeden Körperteil oder jedes System des Körpers beziehen. Der Verlauf der Störung ist chronisch und fluktuierend und häufig mit einer lang dauernden Störung des sozialen, interpersonalen und familiären Verhaltens verbunden.

F 45.2 Hypochondrische Störung: Vorherrschendes Kennzeichen ist eine beharrliche Beschäftigung mit der Möglichkeit, an einer oder an mehreren schweren und fortschreitenden körperlichen Krankheiten zu leiden. Die Patienten manifestieren anhaltende körperliche Beschwerden oder anhaltende Beschäftigung mit ihren körperlichen Phänomenen. Normale oder allgemeine

Körperwahrnehmungen und Symptome werden von dem betreffenden Patienten oft als abnorm und belastend interpretiert und die Aufmerksamkeit meist auf nur ein oder zwei Organe oder Organsysteme des Körpers fokussiert. Depression und Angst finden sich häufig und können dann zusätzliche Diagnosen rechtfertigen.

Zusätzlich zu nennen wären noch:

- F 45.1 Undifferenzierte Somatisierungsstörung,
- F 45.3 Somatoforme autonome Funktionsstörung,
- F 45.4 Anhaltende Schmerzstörung,
- F 45.8 Sonstige somatoforme Störungen.

Schon aus diesen wenigen medizinisch-psychiatrischen Ordnungsversuchen können wir ersehen, wie schwer eine Zu- oder Einordnung hypochondrischer Phänomene ist; eine Trennschärfe, welcher Art auch immer, ist kaum gegeben. Einige Fragen helfen uns, die Unklarheit und Unschärfe zu erkennen:

Ist die Hypochondrie die übermäßige Beschäftigung mit der Möglichkeit, dem Verdacht, der Angst oder der Überzeugung, ernsthaft erkrankt zu sein? Was heißt »ernsthaft« oder »schwer erkrankt«? Was meint »tödlich« erkrankt? Weisen körperliche Sensationen (oder gar schon Wahrnehmungen) im Erleben der Patienten auf künftige Erkrankungen oder handelt es sich um eine Fehlinterpretation von Symptomen? Macht die obsessive Selbstbeobachtung aus Empfindungen Symptome oder liegen nicht einmal Phänomene vor? Wie lassen sich etwa somatische, psychosomatische, somatoforme, hypochondrische, dysmorphophobische und Konversionssymptome unterscheiden? Wie lässt sich Hypochondrie differenzialdiagnostisch beispielsweise von Angst, Depression, Zwang, Phobie, Hysterie (die es ja auch nicht mehr gibt), Perversion, schizoiden und autistoiden Störungen, Psychosen/Schizophrenie oder Subarten der Sucht abgrenzen?

Fragen wir konkreter: Ist ein Schmerzpatient ohne Befund ein Hypochonder? Ist der Patient, der immer ein diffuses Gefühl hat, mit seinem Verdauungssystem stimme etwas nicht (etwa die heute so zahlreichen »Unverträglichkeiten«), hypochondrisch? Ist der Patient, der in einer konflikthaften Übertragungssituation plötzlich Kopfschmerz entwickelt, hypochondrisch? Ist der Herzphobiker, der mit seiner Krankheitsangst die ganze Familie manipuliert und steuert, ein Hypochonder? Oder muss Hypochondrie nichtobjektal bestimmt werden? Doch was hieße das?

Hypochondrie gehört also tatsächlich zu jenen Phänomenen, die sich, je mehr man versucht, sich ihnen zu nähern, desto stärker verflüchtigen. Ob allerdings die »Lösung«, sie wie im DSM-5 zu eliminieren, zielführend ist, wage ich zu bezweifeln. Sie ist ja schlichtweg da – und verursacht immense seelische, soziale, gesellschaftliche und wirtschaftliche Kosten.

So stellt die Hypochondrie einen Härtetest für das Gesundheitssystem dar. Es gibt diverse Untersuchungen: Je nach Untersuchungssetting schwanken die Berechnungen von Zahlen zu Arztbesuchen und Klinikaufenthalten, die auf das Konto von Hypochondern gehen, zwischen 4 und 30 Prozent. Den größten Härtetest stellt der Hypochonder allerdings für sich selbst dar, denn die Hypochondrie ist häufig allgegenwärtig im Seelenleben: im Denken, im Fühlen und im Handeln. Das gesamte Leben wird beeinträchtigt, häufig ein Leben lang, eine Chronifizierung scheint nicht selten zu sein.

Die Arzt-Patient-Beziehung ist entsprechend kompliziert. Michael Balint (1966) und andere Autoren beschreiben unterschiedliche Umgehensweisen: Die Behandlung bleibt auf somatische Untersuchungen konzentriert, die Konflikte und das therapeutische Scheitern werden nicht als seelische und Beziehungskonflikte angesprochen, die Grundlage für die fast immer zu beobachtende Odyssee ist gelegt (»doctor shopping« etc.).

Der Arzt versucht eine »Schocktherapie« und spricht den seelischen Konflikt direkt an. Der Patient vermag hiermit nicht umzugehen, denn die Betreffenden wissen »irgendwo«, dass es sich um eine verschobene Ausdrucksform handelt, vielleicht ahnen sie den Hilferuf oder gar den seelischen Konflikt. Eine Seite in ihnen weiß, dass sie körperlich gesund sind, wissen aber auch um die psychischen Abgründe. Eine für Phobiker typische Vermeidung setzt ein, wiederum die Grundlage für eine Odyssee.

Arzt und Patient gehen eine pseudotherapeutische Komplizenschaft ein. Balint (1966, S. 312) beschreibt einen Fall, in dem ein Patient über 16 Jahre lang zu einem Arzt ging, der phasenweise den Patienten aus einem Medikamentenindex die Mittel selbst auswählen ließ; beide Seiten wussten ja, es hilft ohnehin nichts, man mochte sich aber »irgendwo«. Interessanterweise hörte die Hypochondrie schlagartig auf, als dieser Patient ernsthaft erkrankte.

Bei Clifford Yorke findet sich noch eine andere wichtige Beobachtung: »Für den untersuchenden Arzt ist es fast unmöglich, eine Anamnese aufzunehmen. Es gelingt ihm nicht, die Aufmerksamkeit des Patienten länger als einen kurzen Moment zu fesseln« (2003, S. 138).

Wenn wir die Häufigkeit der hypochondrischen Erkrankungen in den (haus-)ärztlichen Praxen, die diagnostischen Probleme und die Kosten für das Gesundheitssystem in Betracht ziehen, überrascht es sehr, wie wenig die Arzt-Patient-Beziehung untersucht ist. Ich habe immer wieder von medizinischen Kolleginnen und Kollegen gehört, wie überfordert und zugleich alleingelassen sie sich mit dieser Erkrankung fühlen. Mir sind weder systematische Forschungen zu diesem Bereich noch Schulungsangebote für Ärztinnen und Ärzte bekannt.

Psychoanalytische Modelle und Theorien zur Hypochondrie

Es gibt nur wenig psychoanalytische Literatur zur Hypochondrie. Meist wird sie lediglich als Symptom gestreift, ausführliche Darstellungen sind, wie schon gesagt, rar. Eine fundierte Darstellung findet sich bei Herbert A. Rosenfeld, die allerdings aus dem Jahr 1964 stammt (Rosenfeld, 1989, S. 209ff.). Aus medizinisch-psychoanalytischer Perspektive haben Christian H. Röder, Gerd Overbeck und Thomas Müller eine Arbeit mit dem Titel »Psychoanalytische Theorien zur Hypochondrie« verfasst (2003), in der sie umfassend unterschiedliche Ansätze diskutieren. In dem 2003 von mir herausgegebenen Band wird in 15 Aufsätzen eine psychoanalytische Bestandsaufnahme versucht. Im vorliegenden Buch möchte ich mich auf die Hypochondrie bei erwachsenen Personen beschränken; zu Kindern und Jugendlichen siehe Dieter Bürgin, Barbara Steck, Alain Di Gallo und Heiner Meng (ebenfalls in Nissen, 2003).

Frühe psychoanalytische Ansätze

Wie so oft im Psychoanalytischen beginnen wir mit Sigmund Freud: Versprengte Anmerkungen von ihm zur Hypochondrie finden sich in einigen Aufsätzen, insbesondere solche, dass es sich bei der Hypochondrie neben der Angstneurose (mangelhafte sexuelle Abfuhr) und der Neurasthenie (inadäquate Abfuhr, etwa Masturbation) um eine Aktualneurose handele, die sich zur Paranoia bzw. Paraphrenie verhalte wie die anderen Aktualneurosen zur Hysterie und Zwangsneurose (vgl. Freud, 1911, S. 292, Fußnote 3). Aktualneurose ist hier die Bezeichnung von Zuständen somatischer und aktueller Verursachung; der Ursprung ist nicht primär in seelischen *Konflikten* zu suchen, die Symptome haben kaum oder keine symbolische Qualität.

Den dynamischen Zusammenhang zwischen diesen Aktualneurosen streift Freud unter anderem in seiner Arbeit zur Neurasthenie und Angstneurose: »Für eine Form der ängstlichen Erwartung, nämlich in Bezug auf die eigene Gesundheit, kann man den alten Krankheitsnamen *Hypochondrie* reservieren. Die Hypochondrie geht nicht immer mit der Höhe der allgemeinen ängstlichen Erwartung parallel, sie verlangt als Vorbedingung die Existenz von Parästhesien und peinlichen Körperempfindungen, und so wird die Hypochondrie die Form, welche die echten Neuastheniker bevorzugen, sobald sie, was häufig geschieht, der Angstneurose verfallen« (1895, S. 318).

En passant wird ein Jahr später eine kleine Beobachtung zur Relation von Zwangsneurose und Hypochondrie eingestreut (Freud, 1896, S. 389), die Rosenfeld mit seinem klinischen Gespür pointiert interpretiert, nämlich dass »sich die zwanghaften Selbstbeschuldigungen in hypochondrische Angst verwandeln könnten« (Rosenfeld, 1989, S. 210).

Am ausführlichsten, was relativ ist – es sind in den Gesammelten Werken nur knapp sechs Seiten –, beschäftigte sich Freud 1914 in *Zur Einführung des Narzißmus* mit der Hypochondrie. Ähnlich wie der körperlich Kranke ziehe der Hypochonder seine Interessen und die Libidobesetzung von den Objekten der Außenwelt auf sein Ich zurück und konzentriert sie auf das ihn beschäftigende Organ (ebd., S. 148f.). Freud zitiert Wilhelm Busch, der von Zahnschmerzkranken sagt: »Einzig in der engen Höhle des Backenzahns weilt die Seele.« Es sei zwar keine krankhafte Veränderung des Organs nachweisbar, doch verändert sich die Erogenität in den Organen parallel zur Libidobesetzung im Ich. Analog zur Stauung der Objektlibido bei den Übertragungsneurosen postuliert Freud eine Stauung der Ich-Libido bei der Paraphrenie und der Hypochondrie, da die zurückgezogene »Libido nicht bei den Objekten in der Phantasie bleibt, sondern sich aufs Ich zurückzieht; der Größenwahn entspricht dann der psychischen Bewältigung dieser Libidomenge, also der Introversion auf die Phantasiebildungen bei den Übertragungsneurosen; dem Versagen dieser psychischen Leistung entspricht die Hypochondrie der Paraphrenie« (ebd., S. 151). Diese Stelle ist – wie fast Freuds ganze Narzissmus-Arbeit (vgl. Rotmann et al., 2000) – dunkel, doch versuchen wir eine Interpretation: Durch das Versagen der Verarbeitung dieser Stauung durch den psychischen Apparat, der »außerordentliches für die innere Ableitung von Erregung« leistet (Freud, 1914, S. 152), richtet sich diese Libido nicht auf innere Objekte, sondern dehnt sich bis zur »Peripherie des Kosmos« aus und implodiert beim Versagen des Größenwahns schließlich auf »das Maß des leidenden Organs«, wie es Jean Laplanche so wunderbar formuliert hat (1974, S. 104).

Im Zusammenhang des Rückzugs der Libido ist eine andere Beobachtung Freuds zu nennen, nämlich die diagnostische Fähigkeit des Traums, beginnende Körperleiden hypochondrisch vergrößert zu verspüren: »[...] alle psychische Besetzung [wurde] von der Außenwelt auf das eigene Ich zurückgezogen [...], und sie ermöglicht nun die frühzeitige Erkennung von körperlichen Veränderungen, die im Wachleben noch eine Weile unbemerkt geblieben wären« (1917, S. 413f.).

In *Das Unbewußte* diskutiert Freud das Verhältnis von Konversion, Hysterie, Zwang und Hypochondrie (1915, S. 296ff.): Das Verhalten eines Patienten, der Mitesser ausdrückt, dabei Befriedigung empfindet, da etwas »herausspritze«, dann aber sich Vorwürfe mache, nun seine Haut für alle Zeiten verdorben zu haben, wird als Ersatz für Onanie und anschließende Kastrationsangst gedeutet. Freud sieht, dass »diese Ersatzbildung [...] trotz ihres hypochondrischen Charakters viel Ähnlichkeit mit einer hysterischen Konversion« habe (ebd., S. 298), spürt aber, dass sie anders zu begreifen ist, und kommt zu einer ersten Idee der symbolischen Gleichsetzung – später von Hanna Segal (1957) ausformuliert –: »Zwischen dem Ausdrücken eines Mitessers und einer Ejakulation aus dem Penis besteht eine recht geringe Sachähnlichkeit, eine noch geringere zwischen den unzähligen seichten Hautporen und der Vagina; aber im ersten Falle spritzt beide Male etwas heraus, und für den zweiten gilt wörtlich der zynische Satz: Loch ist Loch. *Die Gleichheit des sprachlichen Ausdruckes, nicht die Ähnlichkeit der bezeichneten Dinge, hat den Ersatz vorgeschrieben*« (Freud, 1915, S. 299; eigene Kursivsetzung). Diese pathogene Leistung bringt Freud dann mit der schizophrenen Ersatzbildung in Zusammenhang!

Diese theoretischen Bemerkungen und klinischen Beobachtungen liegen wie Puzzleteile zerstreut vor uns, ohne dass Freud sie zusammengefügt hat oder zusammensetzen konnte (auch nicht mit seiner zweiten Angsttheorie). Ein tieferes Verständnis der Aktualneurose stellte sich erst 70 Jahre später ein (unter anderem mit der Neufassung der Aktualneurose durch Madeleine Baranger, Willy Baranger und Jorge Mario Mom, 1988), mit dem sich das Zerstreute teilweise ordnete.

Mir scheint aber, dass sich unter dem Bannstrahl der Hypochondrie als Aktualneurose die weitere Erforschung der Hypochondrie schwierig gestaltete. Nachfolger Freuds stießen sich dann auch bald an dem engen quantitativen Rahmen (Freud argumentierte stark im Rahmen des Modells des Energieerhaltungssatzes) und an dem Ausschluss objektaler und symbolischer Dimensionen. Sándor Ferenczi brachte 1914 die Hypochondrie mit der Analerotik in Zusammenhang: »Die Hypochondrie ist in vielen Fällen ein Gärungsprodukt der Analerotik, eine Verschiebung unsublimierter koprophiler Interessen, von ihren ursprünglichen Objekten auf andere Körperorgane und Körperprodukte unter Veränderung des Lustvorzeichens« (S. 112, Fußnote 1). Indirekt fragt Ferenczi an dieser Stelle, wie die Verschiebung auf das Organ zu verstehen ist, ob nicht doch etwas von den ursprünglichen psychischen Fantasien in der Vergärung erhalten bleibt und ob nicht das hypochondrische Organ ein Ersatz für das ursprüngliche Objekt ist.

In allen seinen Arbeiten, in denen Ferenczi sich mit der Hypochondrie befasst, ringt er meines Erachtens mit diesen Fragen. In »Die Psychoanalyse eines Falles von hysterischer Hypochondrie« (1919) deutet er hypochondrisch-hysterische Symptome, die aber auch coenästhetische Qualität haben könnten, in klassischer Form, also psychogenetisch und -dynamisch. In seiner Arbeit »Über Pathoneurosen« ringt er um ein Verständnis von Pathohysterie, Hypochondrie und traumatischen Neurosen. Eine organische Krankheit hat für ihn »nicht nur eine narzißtische, sondern eventuell eine, das libidinöse Objektverhältnis noch beibehaltende, ›übertragungsneurotische‹ (hysterische) Libidostörung zur Folge« (1916, S. 86). Wie lassen sich nun diese Zustände von der Hypochondrie und der traumatischen Neurose abgrenzen? In den letztgenannten Störungsbildern liegt keine nachweisbare körperliche Veränderung vor, doch mengen sich (zumindest in der traumatischen Neurose) »narzißtische Regression […] mit konversions- respektive angsthysterischen Krankheitszeichen, die wir bekanntlich zu den Übertragungsneurosen rechnen« (ebd.). Er bleibt aber in »Die Psychoanalyse eines Falles von hysterischer Hypochondrie« (1919) bei der Auffassung, dass die Hypochondrie nur dann psychotherapeutisch beeinflussbar ist, wenn übertragungsneurotische Beimengungen vorhanden sind.

Resümierend stimme ich Christian H. Röder und Kollegen zu, dass Ferenczi »Schwierigkeiten hat, den nosologischen Status der Hypochondrie allein mit Hilfe des Konzepts narzisstischer Besetzungsverhältnisse zu erklären. Ferenczi öffnet aber gleichsam der objektpsychologischen Betrachtungsweise den Weg« (Röder et al., 2003, S. 20). Aber nicht nur das; er schlägt auch die Brücke zu traumatischen Zuständen (siehe »Die Psychoanalyse der Kriegsneurosen«, 1918, S. 155f.)

Außerordentlich wichtig erscheinen mir Paul Schilders Überlegungen (1925) zur Hypochondrie, da er von einer Phänomenologie des Ich-Erlebens ausgeht und viele zentrale Aspekte wie Fixierung in der narzisstischen Phase, die Rolle der Projektion, zwanghafte Selbstbeobachtung, Sexualisierung anschneidet. Er stellt fest: »Selbstbeobachtung [des Körpers] heißt also: seine Empfindungen belauschen« (ebd., S. 29). Die Empfindung wird dann zur Wahrnehmung gemacht (S. 34). Er bleibt bei Freuds Auffassung, dass Organe, die ein Übermaß an libidinöser Spannung enthalten, beachtet werden. Sein phänomenologischer Ansatz erlaubt ihm dann festzustellen, dass das beobachtete Organ »teilweise zur Außenwelt« gemacht wird (S. 30). Damit wiederum wird der enge Zusammenhang zwischen Hypochondrie und Depersonalisation evident (S. 32). Doch die Abänderungen am Körperschema folgen psychischen Wegen, »deren Symbolbedeutung zu dem jeweiligen Konflikt in Beziehung steht« (S. 37). Für Schilder sind damit die Hypochondrie wie auch die anderen Aktualneurosen nicht völlig von der unbewussten Bedeutung abgekoppelt.

Schilder ebnet mit seiner brillanten Beobachtung, dass der Körper teilweise zur äußeren Welt gehöre, den Weg für viele weitere Entwicklungen bis hin zur Pariser Schule, die zwischen Körper und Soma unterscheidet. Mit dieser Beobachtung wird aber vor allem die Tür aufgestoßen zu der Frage, wie die Konflikte in den Körper verschoben (?) oder projiziert (?) werden. Insbesondere

Melanie Klein und Herbert A. Rosenfeld nehmen sich dieser Frage an und können dann das Scheitern der Projektion als einen zentralen Mechanismus der Hypochondrie erfassen.

Otto Fenichel bleibt im quantitativ-energetischen Konzept Freuds, indem er Hypochondrie als narzisstischen Rückzug fasst, der eine Übertragung der Libido von Objektrepräsentanzen auf Organrepräsentanzen bedeutet. Er verweist darauf, dass feindselige und sadistische Triebregungen eine besondere Rolle spielen und der Mechanismus der Introjektion eine herausragende Bedeutung hat. »Werden feindselige Triebregungen von den Objekten weg und auf die eigenen Organe hingelenkt, so wird dieser Vorgang unbewußt als eine Introjektion wahrgenommen, die gewöhnlich oral verläuft, gelegentlich auch anal bzw. über die Epidermis oder die Atmung. Das Organ, auf das sich die Hypochondrie richtet, stellt also nicht nur den gefährdeten Penis dar, sondern zugleich mit ihm das ambivalent besetzte Objekt, das aus der Außenwelt in den eigenen Körper introjiziert wurde« (1945, S. 103). Fenichel folgt Georg Simmel, der schon behauptet hat, dass »das befallene Organ dem introjizierten Objekt« unbewusst gleichgesetzt wird. »Charakterlich« seien Hypochonder klar von Hysterikern zu unterscheiden; denn sie seien »auffällig narzißtisch, verschlossen und monomanisch« (ebd.).

Anna Freud beobachtete bei Waisenkindern, dass sich jene mit der verlorenen Mutter identifizieren und dabei ihren eigenen Körper zum Kind machen. Sie schreibt:

> »Ein solches Verhalten der Kinder zu ihrem eigenen Körper erinnert in auffallender Weise an das Benehmen des erwachsenen Hypochonders […]. Das der mütterlichen Fürsorge beraubte Kind übernimmt die Rolle der pflegenden Mutter sich selbst gegenüber und spielt ›Mutter und Kind‹ mit seinem eigenen Körper. Der erwachsene Hypochonder, der seine Libido von der Objektwelt abzieht, um sie auf seinen Körper zu konzentrieren, handelt ähnlich. Ein mit Libido überbesetzter Körper repräsentiert ihn selbst als Kind, über das sein erwachsenes Ich in der Rolle der Mutter die Obhut übernimmt. Je stärker die Identifizierung mit der Mutter und ihrer Fürsorge für den Säugling ist, desto höher steigert sich die Empfindlichkeit für alle Vorgänge in seinem Körperinneren« (1952, S. 1273f.).

Edith Jacobson (1971) stellt im Kontext ihrer Untersuchungen zu manisch-depressiven Patienten, die starke hypochondrische Symptome aufweisen, die Vermutung auf, dass »die Repräsentanzen ihres Liebesobjekts unzureichend von den Repräsentanzen ihres Selbst getrennt sind. Die fehlenden deutlichen Grenzen zwischen diesen Repräsentanzen lassen sich mit einer zu starken Fixierung des Patienten an seine elterlichen Liebesobjekte erklären. Die Selbstrepräsentanzen dehnen sich sozusagen auf die Objektrepräsentanzen aus und beide zeigen eine unzureichende Ausreifung und Stabilität« (ebd., S. 294).

Otto F. Kernberg, der ich-psychologische und objekt-psychologische Ansätze zu integrieren versucht, scheint Rosenfeld zu folgen, wenn er zwischen Hypochondrie als Charakterstörung und als sekundäres Phänomen bei schweren Angststörungen unterscheidet (1975, S. 27). Kernberg kommt im Kontext seiner Borderlineuntersuchungen unter Verweis auf Margaret Mahler (1980) zu der Annahme, dass die Borderlinepathologie, unter die er die Hypochondrie subsumiert, »ganz spezifisch an die Wiederannäherungs-Subphase des Trennungs-Individuations-Prozesses gebunden ist [...] und daß das Problem bei Borderline-Patienten nicht die fehlende Differenzierung zwischen Selbst und Nicht-Selbst ist, sondern die fehlende Integration von ›guten‹ und ›bösen‹ Selbst- und Objektvorstellungen. Das Hauptproblem liegt darin, daß es ihnen nicht gelingt, eine befriedigende liebende Beziehung mit einem Objekt einzugehen, dem sie angesichts ihrer Aggression ihm gegenüber doch trauen und auf das sie sich verlassen können« (1984, S. 363). Bei Kernberg, der zentrale Dynamiken und Probleme der Hypochondrie nicht erfasst, bleibt die Hypochondrie ein Symptom im Rahmen der Borderlinepathologie; er greift damit der Degradierung der Hypochondrie voraus, wie sie später in ICD und DSM erfolgte.

Im Gegensatz zu Kernberg sieht Heinz Kohut die Ursache hypochondrischer Symptome in einer Störung des Selbst und der Mutter-Kind-Beziehung. Mit seiner (meines Erachtens etwas eindimensionalen) Engführung werden psychopathologische Phänomene als Folge des Versagens der Selbstobjekt-Umgebung begriffen: Der Analysand muss sich bewusst werden, »daß eine schwere narzißtische Kränkung vorliegt, [...] die die Kohärenz des Selbst bedrohte, vor allem eine narzißtische Kränkung durch das Selbstobjekt der Kindheit« (1977, S. 108). Auf dieser Basis werden dann hypochondrische Phänomene begriffen:

> »Die wesentliche Psychopathologie ist in solchen Fällen nicht das Auftauchen intensivierter spezifischer sexueller und aggressiver Phantasien in somatischer Form, sondern die Verringerung der Kohärenz des Körper-Selbst, wenn das spiegelnde Objekt fehlt. Das Erleben des totalen Selbst nimmt ab, während pari passu die Erfahrung der Selbst-Fragmente zunimmt – ein schmerzlicher Prozeß, der von einer Stimmung diffuser Angst begleitet wird. Die somatischen Symptome drücken zwar keine besondere Bedeutung aus, die verbalisiert und gedeutet werden könnte, doch die Symptomwahl ist nicht völlig willkürlich: Gewisse Körperteile werden Träger der regressiven Entwicklung des Patienten von der Sehnsucht nach dem abwesenden Selbstobjekt zu Zuständen von Selbst-Fragmentierung und sind daher besonders geeignet, zu Kristallisationspunkten für hypochondrische Sorgen zu werden. Während des Vorläuferstadiums in der Kindheit, als die Hypochondrie zuerst auftrat, könnte ein noch kohärentes Selbst zum Beispiel vorübergehende Phantasien eines Verlangens erlebt haben, das abwesende Selbstobjekt durch Augen und Anus in sich aufzunehmen. Von entscheidender Bedeutung ist jedoch die Erkenntnis, daß Augen und Anus bald aufhören, als ausführende Organe eines noch kohärenten Selbst zu dienen, welches sich danach sehnt, das verlorene Selbstobjekt zu sehen, oder das nach der Pflege des analen Bereiches durch das verlorene Selbstobjekt verlangt. Nachdem das Selbst in Fragmente zerbrochen ist, hat der verbleibende Teil des Selbst, der seine eigene Fragmentierung erlebt und verzweifelt nach Unterstützung bei dem Versuch Ausschau hält, sich wieder zu rekonstituieren, nur noch so viel Macht, daß er seine Ängste und Klagen an diesem und jenem Fragment des Körpers festmachen kann« (1977, S. 138).

Wenn wir von den theoretischen Grundannahmen absehen – die ich für zweifelhaft halte –, finden wir wichtige klinische und spekulative Perspektiven. Kohut betont – ähnlich wie Fenichel – die sehr körpernahen (durch Augen und Anus) introjektiven Prozesse und erfasst damit die frühen Mechanismen, die bei hypochondrischen Prozessen wirken könnten. Noch wichtiger scheint mir aber, dass Kohut die Fragmentierung des Selbst fokussiert, die es »am eigenen Leib« erfahren muss und für das das Subjekt bald keine adäquaten Worte mehr finden kann, sondern sie nur noch am Körper festzumachen vermag. Fragmentierungsprozesse, die ein frühes Selbst erleben muss, gehören ohne Zweifel zu den tiefsten Ängsten, die es nicht bewältigen kann, da der psychische Apparat noch nicht ausgereift ist. Sie sind damit, so würde ich behaupten: traumatisch. Werden diese traumatischen Fragmente in den Körperteilen verstaut? Bleiben sie namenlos und werden dann zu körperlichen Klagen?

Kleinianische Ansätze

Kommen wir zu den kleinianischen Theorien. Susan Isaacs, die zu den methodologischen und metatheoretischen Vordenkerinnen der Kleinianer zählt, hatte in ihrer grundlegenden Arbeit »The nature and function of phantasy« (1948) die enge Beziehung zwischen Körperempfindungen und unbewussten Fantasien postuliert: Isaacs geht davon aus, dass die Fantasie der primäre Inhalt aller unbewussten psychischen Prozesse ist. Unter anderem werden Körperempfindungen als unbewusste Fantasien übersetzt sowie psychische Qualitäten sehr körpernah und im Körper lokalisiert erlebt, schließlich als Beziehung zu einem Objekt gedeutet. Diese Interdependenz zwischen unbewusster Fantasie, körperlichen Sensationen und Objektbeziehungen zeigt sich auch in Melanie Kleins Überlegungen zur Hypochondrie. Sie schreibt:

> »Meine Erfahrung hat mir gezeigt, daß jene Ängste, die der Hypochondrie zugrunde liegen, auch die Wurzel hysterischer Konversionssymptome darstellen. Der beiden gemeinsame Faktor ist die Furcht vor Verfolgung innerhalb des Körpers (Angriffe durch introjizierte Verfolgungsobjekte; oder Schaden, den der eigene Sadismus durch Angriffe mit gefährlichen Exkrementen den inneren Objekten zugefügt hat): Das alles wird als physischer, dem Ich zugefügter Schaden empfunden« (1962, S. 218, Fußnote 30).

Sie führt an anderer Stelle unter anderem das Versagen des Projektionsmechanismus als eine Ursache an:

> »Die Projektion des angsterregenden Über-Ichs auf das Objekt verstärkt [...] den Haß gegen das Objekt und somit auch die Angst vor diesen. Sie verwandelt, wenn Aggression und Angst überstark sind, auch die Außenwelt in eine Stätte des Schreckens und die Objekte in Feinde. Die Verfolgung droht nun nicht nur von den introjizierten Feinden, sondern auch von der Außenwelt. Ist die Angst übermäßig, oder ist das Ich unfähig, sie zu ertragen, so versucht es, sich der Angst vor den äußeren Feinden durch Einstellung der Projektionsmechanismen zu entziehen. Damit werden zugleich die weitere Introjektion der Objekte und die Weiterentwicklung der Realitätsbeziehung gestört. Das Individuum wäre um so stärker der Angst vor dem introjizierten Objekt ausgeliefert. Diese Angst beinhaltet Angriffe und Beschädigungen verschiedener Art durch einen unentrinnbaren Feind im Leibesinnern und ist allem Anschein nach auch eine der tiefsten Quellen der Hypochondrie« (1973, S. 181).

Hans A. Thorner (1955), der ebenfalls die Verfolgung durch innere Objekte betont, führt noch eine weitere Konsequenz an: »Da der Patient nicht in der Lage war, zwischen seinem inneren Verfolger und seinem Ich zu unterscheiden, schaffte er es nicht, eine innere Gefahrensituation zu externalisieren, sondern war mit einer Situation der ›inneren Verfolgung‹ außerhalb von sich selbst konfrontiert« (S. 303).

Hypochondrie wird bei Klein mit der Einstellung des Projektionsmechanismus und der daraus resultierenden unentrinnbaren Verfolgung durch Feinde im Leibesinneren in Verbindung gebracht. Durch die enge Beziehung zwischen Fantasien und Körperempfinden würde die hypochondrische Entwicklung erklärbarer. Doch wieso wird der Projektionsmechanismus eingestellt? Da die äußeren, übermächtigen Feinde verleugnet werden müssen? Oder da, so Thorner, zwischen Ich und innerem Verfolger nicht mehr sicher geschieden werden kann und so Projektion den Selbstverlust bedeuten würde? Was heißt das für die Objektbeziehung? Und: Beschädigen die »bösen« Introjekte die Organe oder werden die Introjekte in den Organen verortet? Oder sind gar die Organe, wie bei Fenichel, mit den Introjekten gleichgesetzt? Klein war sich, ähnlich wie Freud, der Dunkelheit ihrer Ausführungen durchaus bewusst, doch scheint mir, dass durch die axiomatische Setzung der unbewussten Fantasie als Basiselement der kleinianischen Psychologie die Untersuchung traumatischer und nicht psychisch qualifizierter Zustände defizitär blieb.

Herbert A. Rosenfeld liest aus einer Arbeit von Paula Heimann (1952) wichtige Aspekte heraus, die ich so nicht entdeckt hätte, sodass ich auch seine Interpretation kurz zitieren möchte: »Heimann erörtert das libidinöse Interesse des Patienten an seinen hypochondrischen Symptomen und dessen Verhältnis zur Selbstbeobachtung. Sie beschrieb einen Typus von Narzißmus, bei dem das innere Objekt, das von einem Körperorgan repräsentiert wird, den äußeren vorgezogen wird. Das innere Objekt wird jedoch zugleich auch gehaßt, weil es als beschädigt erfahren wird. Verdrängte Feindseligkeit gegenüber der Umwelt wird in Organempfindungen umgewandelt« (Rosenfeld, 1989, S. 214).

Hier werden schon 1952 Mechanismen beschrieben, die zu pathologischen Organisationen führen, nämlich dass das Ich die Beschäftigung mit dem inneren Organ den lebendigen Objektbeziehungen vorzieht, ein Rückzugsverhalten also, das später von Betty Joseph (1982) bei Patienten mit der Sucht nach Todesnähe genauer beschrieben wurde.

Ich möchte an dieser Stelle auch Donald W. Winnicott, der streng genommen nicht zur Klein'schen Gruppe gehörte, zu Wort kommen lassen, der nämlich den Begriff der Fantasie, wie er von den Kleinianern entwickelt wurde, für das Verständnis der Hypochondrie für wichtig erachtet: »Bei der Hypochondrie schließt die Phantasie des Patienten in bezug auf seine innere Welt die Phantasie mit ein, diese Welt habe ihren Ort in seinem eigenen Körper« (1958, S. 59). Der Hypochonder leugnet den Fantasiegehalt der Körperempfindungen und kann dadurch psychische Spannung aushalten (vgl. S. 251), auch wenn er letztendlich scheitert, auf diese Weise die verfolgenden Elemente in der persönlichen Innenwelt zu beherrschen.

Wir sehen, es gibt eine Vielzahl klinischer Beobachtungen und theoretischer Annahmen, die sich zum Teil diametral entgegenstehen, ja unvereinbar erscheinen; allerdings sind bis zu diesem historischen Zeitpunkt kaum Ansätze konzeptioneller Art auszumachen. Vielfach bleibt es zunächst bei Einzelaspekten.

Rosenfelds konzeptioneller Entwurf der Hypochondrie

Herbert A. Rosenfeld ist jener Psychoanalytiker, der sich am ausführlichsten mit der Hypochondrie beschäftigt hat und 1958 und 1964 eine systematische Darstellung versuchte: Er stellt zunächst fest, dass die Hypochondrie in sehr unterschiedlicher Schwere auftritt, und unterscheidet eine chronische Hypochondrie von hypochondrischen Zuständen, die eher vorübergehenden Charakter haben (vgl. 1964, S. 209).

Die Hypochondrie als eigenständige Krankheit versteht Rosenfeld als eine Abwehrformation gegen eine akute schizophrene oder paranoide Psychose (1958, S. 121; 1964, S. 219). Die hypochondrischen Ängste sollten dabei nicht einfach als Konversion des psychotischen Zustandes in physische Symptome, sondern als Ausdruck des Konflikts zwischen dem normaleren, nicht psychotischen Persönlichkeitsanteil und der narzisstischen psychotischen Organisation betrachtet werden, welche die gesamte Persönlichkeit zu dominieren versucht. Rosenfeld (1987) beschreibt einen Patienten mit einer narzisstischen omnipotenten Charakterstruktur, der während der Psychoanalyse häufig Besserung zu erzielen versuchte, indem er liebevollere Objektbeziehungen anstrebte. Durch den omnipotenten Teil der Persönlichkeit, der seinen körperlich und seelisch gesünderen Anteil zu überwältigen pflegte, wurde er jedoch immer wieder zurückgeworfen. In solchen Augenblicken flammten die hypochondrischen Symptome auf (vgl. 1987, S. 109–111).

Eine besondere Rolle spielen frühe Mechanismen und Ängste: Der hypochondrische Patient projiziert »ständig Teile seines psychischen Selbst und manchmal auch physischen Selbst – sowie innere Objekte – in äußere Objekte, aber es ist für die Krankheit charakteristisch, daß das äußere Objekt nach der Projektion sofort vom Ich zurückintrojiziert und in den Körper oder bestimmte Körperorgane abgespalten wird. Bei vielen Patienten kommt es zu mehrfachen Re-projektionen und Re-introjektionen. Um diese Vorgänge zu erkennen, bedarf es jedoch einer sorgfältigen

Analyse« (Rosenfeld, 1989, S. 215). Diese projektiv-introjektive Dynamik ist auch in späteren Arbeiten zur Hypochondrie zentral. So arbeiten Christian H. Röder und Kollegen heraus, dass auch Gerd Overbeck (1984) die Mechanismen der Projektion und Introjektion betont. »Das körperliche Symptom wird als randständige Introjektion zum Objektersatz. Der Konflikt zwischen dem projektiv aggressiven, zugleich wieder introjizierten Objekt wird auf der somatischen Ebene ausgetragen, wodurch die äußere Objektbeziehung zwar konfliktfrei aufrechterhalten werden kann, die Objektbesetzung jedoch eine narzisstische ist« (Röder et al., 2003, S. 43).

Es gibt also projektive und introjektive Prozesse, die an einem bestimmten Punkt zum Stillstand kommen. Doch an welchem Punkt kommen sie zum Stillstand und warum? Das Reintrojizierte, das nicht erneut projiziert werden kann, werde dann jedenfalls in den Körper *abgespalten*. Warum spricht Rosenfeld von »Spaltung« und nicht von »Verschiebung«? Welche Form von Spaltung hat er im Auge? Offenkundig eine sehr generelle Spaltung des Selbst, des psychischen Apparats und der (inneren) Objekte, denn er hält »bestimmte frühe infantile Verwirrtheitsängste, die mit Spaltungsprozessen verbunden sind, für einen bedeutenden Faktor« (Rosenfeld, 1989, S. 217). Die Ursache solcher Verwirrtheitszustände ist »hauptsächlich in einem Mißlingen der normalen Spaltung oder Differenzierung zwischen guten und schlechten Objekten sowie zwischen guten und schlechten Selbstanteilen zu vermuten, wodurch es häufig zu einer konfusen Vermischung kommt« (ebd., S. 217f.).

Nach Rosenfeld ist der Verwirrtheitszustand für das Ich deshalb so schwer zu ertragen, »weil der gute Teil des Selbst und die guten Objekte, von denen die Stabilität des Ichs abhängt, dabei ständig in Gefahr sind, vom schlechten Selbst und den schlechten Objekten, mit denen sie vermischt sind, überwältigt zu werden. Das bedeutet auch, daß die depressive Angst, die den Drang nach Wiedergutmachung aktiviert, nicht durchgearbeitet werden kann. Obschon ein Interesse an den Objekten vorhanden ist und damit auch ein Wunsch nach Wiedergutmachung, kann keine Wiedergutmachung geleistet werden, weil erst die normale Spaltung zwischen guten und schlechten Objekten notwendig ist, damit die depressiven Ängste erfolgreich durchgearbeitet werden können. Es ist meine Ansicht, daß sich aus dem Mißlingen der normalen Spaltung und Differenzierung zwischen guten und schlechten Objekten *abnorme Spaltungsprozesse* oder *-mechanismen* entwickeln, und zwar als Versuch, die Verwirrtheitsängste loszuwerden« (ebd., S. 218). Die Angstinhalte bleiben bestehen, nachdem »die Ängste [...] auf den Körper oder in die Körperorgane projiziert worden sind« (ebd.).

Sicherlich haben wir es in diesen Ausführungen mit der Anwendung des kleinianischen Paradigmas zu tun, in dem mit einer Theorie die verwirrenden klinischen Erscheinungen gebannt und erfasst werden sollen. Zustandsbild und Dynamik bei schwerer Hypochondrie sind allerdings so konfus, dass Gedanken an kleinteilige Spaltungen und gewaltsamen Fusionierungen naheliegen, die das psychische System immer weiter destabilisieren. In solchen Prozessen kann das Gefühl entstehen, als würden depressive und paranoid-schizoide Anteile, nicht psychische und psychische Elemente, deren Formen von Bion unter den Begriffen Beta- und Alpha-Elemente untersucht wurden, gewaltsam verpresst, aber doch nie verbacken bleiben, sodass sie wieder zerfallen, weiter gespalten und projiziert und reintrojiziert werden. Da im kleinianischen Paradigma allerdings das Konzept der Regression in den Hintergrund trat, wird es schwer, die maligne-regressiven Prozesse einzufangen, die in diesen Projektions- und Introjektionszyklen eine wichtige Rolle spielen.

Die meist zwanghafte Selbstbeobachtung beim Hypochonder, häufig aus oral-sadistischen, voyeuristischen Quellen stammend, ist der Versuch, in dieser Verwirrung unerträgliche Impulse und Angst aus der psychischen Sphäre herauszuhalten und – erfolglos – zwischen guten und schlechten Anteilen zu unterscheiden. Ein oraler Sadismus omnipotenter Art herrscht häufig vor. »Es handelt sich insbesondere um den omnipotenten, zerstörerischen Charakter des oralen Neides in Verbindung mit analer Projektion, wobei dieser Neid seine destruktive Kraft sowohl über äußere wie auch innere Objekte und den Körper ausübt« (Rosenfeld, 1989, S. 216).

Da der Neid in den klinischen Berichten von Rosenfeld eine zentrale Ordnungsgröße im psychischen Geschehen darstellt, seien noch einige Merkmale des Neids angeführt, die Robert D. Hinshelwood (1993, S. 246) zusammengetragen hat: Neid, eine angeborene Fantasie, greift das Objekt an, weil es gut ist. Das Gewahrwerden von Getrenntheit von einem guten Objekt wird damit unerträglich. Die Folge ist, dass die benigne frühe Spaltung in gute und böse Objekte misslingt, sodass Konfusionen entstehen. Realitätsgefühl kann sich nicht entwickeln, eine potenziell narzisstische Persönlichkeitsstruktur entsteht. Neid ist damit destruktiv und von anderen Formen aggressiver Angriffe auf versagende oder rivalisierende Objekte zu unterscheiden.

Wenn wir nun bedenken, dass die Introjektion und Integration der guten Objekte den stabilisierenden Kern des Ichs abgeben und normalerweise den als Verfolger erlebten Todestrieb abwehrt, wird evident, wie verheerend die Tendenz des Neids ist, die Beziehung zum Objekt und das gute Objekt anzugreifen und nicht gegen »böse« Anteile zu richten. Wenn der Patient es nicht zulassen kann, dass das gute Objekt vor Angriffen geschützt ist, kann er es auch nicht wirklich sicher und unbeschädigt introjizieren. Er kann es nicht von bösen Objekten, vor denen er sich retten muss, unterscheiden und wird deshalb von Anfang an durch eine basale Unfähigkeit beeinträchtigt sein, seine Erfahrungen in eine wenn auch noch so primitive Ordnung zu bringen.

Selbstbeobachtungen und -untersuchungen nehmen bei hypochondrischen Dynamiken einen großen Raum ein. Sie stammen nach Rosenfeld aus sadistischen/sadomasochistischen Quellen und korrelieren mit der Tatsache, dass Patienten »oft völlig von sexuellen Phantasien in Anspruch genommen werden, was bedeutet, daß sie ständig sexuell übererregt sind« (Rosenfeld, 1989, S. 217). Genitale, anale und orale Impulse sind häufig vermischt. Kastrationsängste sind für Rosenfeld ebenfalls leicht auszumachen.

Rosenfeld kommt noch auf die »Rolle äußerer Faktoren« zu sprechen, indirekt mögliche Ursachen der Sexualisierung thematisierend. Er »fand in der Vorgeschichte mehrerer männlicher hypochondrischer Patienten, daß sie in ihrer frühen Kindheit oder sogar während der Latenz bei ihrer Mutter im Bett schliefen. Dieser Umstand scheint nicht nur die genitale Überreizung des Patienten zu verstärken, sondern weckt erst richtig Verfolgungsängste des Patienten in bezug auf seinen Penis« (ebd., S. 219). Mir sind keine Überlegungen Rosenfelds bekannt, wie Mädchen die Sexualisierung der Beziehung durch die Mütter, von der häufig berichtet wird, erlebt haben könnten.

Herbert A. Rosenfelds Spekulationen zur Begründung dieser Beobachtungen – oraler Neid, Verbindung zwischen oralen Verfolgungs- und genitalen Ängsten – scheinen heute vielleicht zu sehr im frühen kleinianischen Paradigma verhaftet, doch zu jener Zeit war das Konzept der Zweithaut (Bick, 1990) noch nicht entwickelt, das diese Phänomene wahrscheinlich integrativer erklärt. Rosenfeld gelingt es allerdings, eine erste umfassende Konzeptualisierung der Hypochondrie zur Diskussion zu stellen. Er fängt zentrale Dynamiken, Mechanismen und Zustände ein, vor allem die Projektions- und Introjektionszyklen, den kleinteiligen Zerfall, Fusionierungen, Angst, Verwirrung, Selbstbeobachtung und Sexualisierung, aber auch das Restitutive in dem Abwehrgeschehen.

Neuere Theorien zur Hypochondrie

Eine der wichtigsten Arbeiten der letzten Jahre zur Hypochondrie stammt von David Rosenfeld, mit dessen Beobachtungen ich die neueren Ansätze beginnen möchte.

Psychosomatische Verkapselungen und Autismus

David Rosenfeld (1984) unterscheidet zuerst einmal drei Formen der Hypochondrie:

1. *Hypochondrie als somatischer (Beziehungs-)Wahn:* Dieser ist um projektive Mechanismen gruppiert. Die Dynamik entspricht zunächst der, die Herbert A. Rosenfeld ausführlich dargestellt hat: Projektion von Teilen auf das Objekt, Reintrojektion und Unterbringung im Körper/Organ. Kommt es nun zu einer erneuten Projektion, wird das äußere Objekt dem betreffenden Organ gleichgesetzt, »das heißt, was sich vorher in einem Organ oder Körperteil abgespielt hat, findet nun in einem äußeren Objekt statt: Der somatische Wahn etabliert sich« (D. Rosenfeld, 1984, S. 378). Realitätsverlust setzt ein. Eine erneute Reintrojektion, die einer Introjektion des Wahns gleichkommt, führt zum Realitäts- und Objektverlust, mit der Gefahr hoher Suizidalität und/oder psychotischer Übertragung.
2. *Hypochondrie mit überwiegend autistischen Merkmalen:* »Diese Form der Hypochondrie ist still, chronisch und eher starr. Sie tritt im Verlauf der Zeit in unterschiedlich langen Intervallen immer wieder auf und steht im Zusammenhang mit autistischen Objekten und einem autistischen Kern. Dieser eingekapselte Kern hat kaum Verbindungen

zur Außenwelt. Da sich diese Patienten *sehr wenig auf die projektive Identifizierung verlassen*, liegt eine geringe Wahrscheinlichkeit massiver projektiver Identifizierung vor, und das gleiche lässt sich über die Umwandlung der eingekapselten Hypochondrie in eine somatische Wahnvorstellung sagen. Aus klinischer Sicht überwiegt die offensichtliche Kontrolle des hypochondrischen Kerns. [...] Die Starrheit dieser Einkapselung lässt sich eventuell auf der Grundlage einer schweren Spaltung erklären. Das ist keine offen zum Ausdruck kommende Hypochondrie, sie ist dagegen eher opak, verborgen, still, leise und schlummernd. Sie erwacht im Verlauf vieler Jahre in Intervallen, doch wenn sie erwacht, hat sie wegen ihrer bizarren Weise des Auftretens zuweilen störende Auswirkungen auf den Therapeuten. [...] Der eingekapselte Bereich wird manchmal als geradezu fremd, nicht zum Ich gehörend gesehen und Objekte als unbelebt, fremdartig« (ebd., S. 381f., eigene Kursivsetzung). Werden diese Kapseln freigesetzt, können sie auch psychosomatische Symptome evozieren; dies könnte ebenfalls eine Folge des Versagens der projektiven Identifizierung sein.

3. *Hypochondrie basierend auf einem primitiven psychotischen Körperschema:* »Patienten mit einem neurotischen Körperschema, die beschützende Eltern erfahren haben, bewahren die normale Umhüllung – das psychische Gefühl einer warmen Haut, die schützt und umschließt. Patienten mit einem primitiven psychotischen Körperschema haben die psychische Vorstellung von Haut verloren und haben vor allem das Gefühl, dass ihr Körperschema eine lebensnotwendige, manchmal als Blut konzipierte Flüssigkeit ist, die von einer dünnen Membran oder Wand eingegrenzt wird« (ebd., S. 382). Das neurotische Körperschema kann in einer Krise unvorhersehbar umschlagen in ein psychotisches, dann zum Beispiel als Leukämie-Hypochondrie imponieren.

David Rosenfeld nimmt in seiner Arbeit Bezug auf die Untersuchungen von Frances Tustin (1972, 1981), die Zustände einer autistischen Verkapselung von denen autistischer Konfusion unterscheidet, sowie auf die Arbeit von Sydney Klein (1980), der psychosomatische Verkapselungen als autistische beschrieb. Rosenfeld ist der erste, der auf autistische/autistoide Mechanismen bei der Hypochondrie hinweist und den Blick auf die »stummen Verkapselungen« öffnet, die, wenn die Kapselinhalte freigesetzt werden, bizarr imponieren. Das Fremde, Opake, das in der Hypochondrie eine Rolle spielt, diskutiert er auch in Zusammenhang mit Transplantationspatienten, die häufig hypochondrische Symptome entwickeln (Rosenfeld, 2006). Er importiert damit auch den in der Autismusforschung bekannten Sachverhalt, dass es in solchen Dynamiken zu einem Versagen der projektiven Identifizierung kommt. Damit könnte das von Melanie Klein und Herbert A. Rosenfeld beschriebene Rätsel, dass in hypochondrischen Prozessen Projektionen eingestellt werden, einer Lösung näher kommen. David Rosenfeld dehnt seine Idee eines autistoiden/autistischen Krankheitstypus jedoch nicht auf das hypochondrische Organ aus, fasst es nicht als ein autistisches Objekt oder als eine Art Ersatzkapsel für die freigesetzten autistischen/autistoiden Inhalte.

Die Unintegriertheit von Soma, Körper und Psyche

Marilia Aisenstein und Alain Gibeault versuchen eine anspruchsvolle metapsychologische Bestimmung der Hypochondrie, die sie zwischen Paranoia und Melancholie verorten, mit denen sie nämlich nicht gleichgesetzt werden kann (vgl. 1991, S. 675). Sie interpretieren Freuds Hypochondriekonzept als eine Manifestation von Angst, angesiedelt zwischen Soma und Psyche. Sie gehen davon aus, dass die Verbindungen zwischen Psyche und Soma als ein »historischer Konstruktionsprozess des Körpers im Geist« (1991, S. 670) begriffen werden kann. Da der Schmerz eine große Rolle in jenem Prozess spielt, wie wir eine Vorstellung von unserem Körper entwickeln (vgl. Freud, 1923, S. 253), untersuchen Aisenstein und Gibeault das Verhältnis von Schmerz und Unlust, hierbei auf den primären Masochismus Bezug nehmend, also den Zustand, in dem der Todestrieb, durch sexuelle »Miterregung libidinös gebunden« (Freud, 1924, S. 376), sich gegen das Selbst richtet. Sie kommen dann zu einer wichtigen Unterscheidung: »Die Hypochondrie zeigt jedoch, dass es wichtig ist, zwischen Unlust und Schmerz zu unterscheiden. Unserer Ansicht nach entspricht hypochondrische Angst einer unzureichenden Besetzung der Unlust, was den Aufbau einer Befriedigungsverzögerung verhindert und somit die Überbesetzung von Schmerz in seiner ahistorischen Dimension zur Folge hat« (ebd., S. 670). Für Aisenstein und Gibeault resultieren hieraus die sadomasochistischen Züge in der Hypochondrie und die Desymbolisierung des Körpers. Hypochondrie wird zur »Organsprache« (Freud, 1915, S. 296f.), die Freud mit der schizophrenen Denkstörung in Zusammenhang bringt.

In meiner Interpretation von Aisensteins und Gibeaults Ansatz ergibt sich aus ihrer Annahme, dass die Verbindung zwischen Psyche und Soma a) als konstruktiver Integrationsprozess des Körpers in die Psyche begriffen und b) der Schmerz ahistorisch, das heißt wenig der Entwicklung und Bedeutungsgebung unterliegt, verstanden wird. Das Selbst hat keine ausreichenden Repräsentanzen zur Verfügung und muss gleichzeitig mit einer heftigen affektiven Spannung fertig werden. Aisenstein und Gibeault sprechen, an dieser Stelle etwas ungenau werdend, sowohl von Affekt (vgl. 1991, S. 671) als auch von ungebundener Energie (S. 672). Sie postulieren nun, dass die Hypochondrie eine psychische Lösung darstellt, in der das Ich seine drohende Auflösung durch Bindung der Libido abwendet, nämlich durch Projektion in den Körper, der das erste externe Objekt sei (ebd.).

Aisenstein und Gibeault führen wichtige Klärungen und Perspektiven ein, zum Beispiel die Unterscheidung Soma, Körper, Psyche, sie erkennen den restaurativen Charakter der Hypochondrie, beleuchten die Prozesse der Projektion in den Körper und verdeutlichen die Denkstörung der Hypochondrie, die auch im Ahistorischen und Unqualifizierten liegen könnte. Sie richten damit unsere Aufmerksamkeit auf Elemente, die mit dem Todestrieb oder, um eine weniger Widerstand erzeugende Sprache zu benutzen, mit Auflösung und Unintegriertheit korrelieren. Durch ihre Einbeziehung des Masochismus lenken sie den Blick auf die sadomasochistischen, perversen Erregungen, die in der Hypochondrie immer wieder zu beobachten sind, und bieten zugleich eine metapsychologische Begründung dieses Phänomens an.

Denkstörungen aufgrund körperbezogener Fantasien

Mit dem Aspekt der Denkstörung beschäftigt sich Simona Argentieri Bondi ausführlich. Für sie (und ich stimme ihr hier völlig zu) umfasst die Diagnose der Hypochondrie ein breites Spektrum »von der allgemeinen, ubiquitären Symptomatik, an der Grenze der normalen Besorgnis um die eigene Gesundheit, bis hin zu schweren Formen bei psychotischen Störungen« (2003, S. 151). Sie grenzt Hypochondrie von Konversion und Psychosomatik ab und begreift sie als eine Denkstörung, in der körperbezogene Fantasien zum Ausdruck kommen (ebd., S. 156). Der Patient ist mit dem Konstruieren von Bedeutungen beschäftigt, die er »seinem Körper und den körperlichen Funktionen zuordnet. Die Hypochondrie ist demzufolge also nicht als eine Pathologie des Körpers aufzufassen, sondern als eine Pathologie seiner Dechiffrierung« (S. 157) – sie rekurriert hier auf David Rosenfelds Körperschema-Modell. Auch wenn das Objekt der Angst das Somatische ist, entfaltet sich das Problem auf der Ebene des Denkens. Für sie besteht die bewusste Ebene aus rationalen Erkenntnissen, die vorbewusste aus »spontanen Theorien«, die die Idealinstanzen verborgen halten, solange sie nicht öffentlichen Ansprüchen genügen. Sie bestimmt als erste »Öffentlichkeit« das Bewusstsein. Die unbewusste Ebene gruppiert sich um Fantasien (S. 159).

Argentieri Bondi sieht Ähnlichkeiten zum Aberglauben, der im unbewussten, primitiven, magischen Denken gründet und dann in »spontanen Theorien« seinen Ausdruck findet, die bewussten und pseudorationalen Ansprüchen Rechnung tragen müssen. Insbesondere das Ich-Ideal erzwingt immer kompliziertere und komplexere medizinische Begründungen, die dann häufig den Stachel der Ärzte locken.

Doch was ordnet nun der Patient seinem Körper oder den Organen zu? Es sind die im Unbewussten entwickelten »körperbezogenen Phantasien, die ihre Wurzeln in den primären Erfahrungen des Lebens eines jeden Menschen haben« (S. 162). Argentieri Bondi bringt diese Dynamik mit der Todesangst, die sie (im Gegensatz zu vielen anderen Autoren, die diesen Affekt zur Randerscheinung machen) in der Hypochondrie zentral setzt. Die ganze Todesangst wird auf ein tatsächlich existierendes oder nur in der Fantasie vorhandenes Symptom ausgerichtet. »Die Hypochondrie, im Besonderen die Form, die mit der Angst verbunden ist, an Krebs erkrankt zu sein, erhebt den Anspruch, den Tod zu einem außergewöhnlichen, katastrophalen und darüber hinaus abnormen Geschehen zu verbannen. Wenn in diesem Sinne der Tod als die äußerste narzisstische Beleidigung zu verstehen ist, so erscheint die Hypochondrie als das äußerste Abwehrsystem des Narzissmus« (S. 163). Die Todesangst, die aus dem Unbewussten ins Vorbewusste drängt, heftet sich (da sie keinen Namen hat?) ans Körperschema, wird »medizinisch« ummantelt und drängt dann ins Behandlungszimmer.

So sieht Argentieri Bondi auch ein Versagen im elterlichen seelischen Bezogensein (»concern«) als ursächlich an, nämlich in dem »Scheitern der elterlichen Fähigkeit, die mit der Körperlichkeit verbundene archaische Angst in sich aufzunehmen« (S. 165). Da die hypochondrische Angst aus den körperlichen Empfindungen hervorgeht, diese in den frühen Phasen nicht von unbewussten Fantasien zu scheiden sind, korrespondiert – in meiner Interpretation von Argentieri Bondi – die Todesangst mit somatischen Empfindungen und undenkbaren/unvorstellbaren Fantasien – hier ist der Fantasiebegriff anders als bei den Kleinianern zu interpretieren.

Argentieri Bondis Arbeit scheint mir wichtig, da sie nicht nur die Hypochondrie mit Todesangst verbindet und die frühen körperbezogenen Fantasien betont, sondern zwischen Inhalts- und Funktionsebene unterscheidet. Die Denkstörung ist primär ein Problem der Funktion, die vom Ich-Ideal, als Teil der Idealinstanzen, am Laufen gehalten, ja, ich denke sogar: angeheizt wird.

Fragmentierungsängste und frühe Objektbeziehungen

Die Idealinstanzen spielen auch in einer Arbeit von Thomas Müller, der zwischen neurotischen und psychotischen Anteilen bei schwerer Hypochondrie unterscheidet, eine entscheidende Rolle, allerdings anders als bei Argentieri Bondi. Frühe Störungen in der Objektbeziehung zwischen Säugling und »einer für die Bedürfnisse des Säuglings nicht zur Verfügung stehenden inneren Mutter« führen zur »Bildung eines selbstdestruktiven SUPER-

EGO« (2003, S. 366). Anstelle normaler Spaltung, die für die seelische Entwicklung substanziell ist, entstehen unter solchen Bedingungen Verwirrtheitszustände und Fragmentierungsängste, gefolgt von pathologischen Spaltungen und Fusionen. Solche Über-Ich-Strukturen terrorisieren »das Selbst nicht nur mit Anklagen und Vorhaltungen, sondern beraubt es jeglicher Möglichkeit der Internalisierung der Alpha-Funktion, damit der Generierung von Bedeutungen und der Symbolisierung. Es verhindert auch die Entwicklung des emotionalen Unbewussten [...], so dass zwar innere und äußere Wahrnehmungen, nicht aber die Entwicklung eines reflexiven Bewusstseins möglich sind« (ebd.).

Diese Dynamik wird in der psychotischen Hypochondrie als Beziehung zwischen dem Selbst, dem Organ und den äußeren Objekten reinszeniert: »In das Organ wird eine krank erlebte [...], strafende und missverstehende Objektbeziehung introjiziert, deren primäre Kennzeichen nicht oraler oder analer Sadismus und auch nicht perverse Missrepräsentation sind, sondern die Verwerfung von Bedeutungen, die Zerstörung des emotionalen Unbewussten mit der Folge von Symbolisierungsstörungen« (ebd.). Damit versagt die Prüfung innerer wie äußerer Realität, das »ins Organ introjizierte Über-Ich« verfolgt mit vernichtendem Hass, unterwirft, quält, zwingt zu sadomasochistischen Beziehungen (auch zum Therapeuten) und boykottiert libidinöse Bindungen zu guten Objekten: Damit »kann sich das Selbst nur in einem Zustand des Nicht-Seins [...] am Leben erhalten. Die klinisch zu beobachtende Symptomresistenz ergibt sich daraus, dass das selbstdestruktive Über-Ich als substitutives Objekt erlebt wird« (ebd.). Wenn solche Dynamiken reaktualisiert werden, kann es zu Stillständen im analytischen Prozess, ja zur Zerstörung (etwa Therapieabbruch) desselben kommen.

Thomas Müller, der seine Erkenntnisse aus psychotischen Prozessen fruchtbar auf psychotische Krankheitsängste überträgt, stößt hier in zentrale Bereiche der schweren Hypochondrie vor, zum Beispiel die mangelhafte Entwicklung eines emotionalen Unbewussten und in die Dynamik zwischen Selbst – Organ/Über-Ich – Außenwelt. Doch bleibt für mich die Frage, warum das Über-Ich ins Organ introjiziert wird. Aus meiner Sicht wird damit die Dynamik, die zwischen Organ – Selbst – Über-Ich/Introjekt zum Teil dramatische Formen annimmt, schwer erklärbar. Auch bleibt mir etwas rätselhaft, was Müller mit dem emotionalen Unbewussten meint. Mit welchen Elementen muss das Unbewusste fertig werden? Wie können wir uns überhaupt kleinteilige Spaltungen und Fusionen vorstellen? Welche Art von Elementen entstehen in solch schwer gestörten Mutter-Kind-Beziehungen? Und eine letzte Frage, die zu klären ist: Die Symptomresistenz, ist sie darin zu suchen, dass das pathologische Über-Ich als substitutives Objekt erlebt wird? Was heißt das für die analytische Beziehung, vor allem wenn sie Gefahr läuft, zerstört zu werden?

Vom Konkretismus zur Deutung – die Körpersprache des Schmerzes

Jutta Gutwinski-Jeggle untersucht in ihrer Arbeit von 1997 die hypochondrische Dynamik im Licht der theoretischen Überlegungen von Herbert A. Rosenfeld, Bion, Steiner, Britton. Sie stellt Material aus der Analyse einer hypochondrischen Patientin vor, die »immer wieder aus Angst vor schmerzlichen Deutungen und vor paranoiden oder depressiven Ängsten in somatische Schmerzbeschreibungen flüchtete« (ebd., S. 67). Gutwinski-Jeggle begreift mit Bezugnahme auf John Steiner die Hypochondrie als einen Rückzugsraum (»retreat«), der die Patientin allerdings immer in Dilemmata brachte: Der Körper bzw. das Körperorgan als Komplize und Verbündeter gegen die Analytikerin und deren Deutungen wird Momente später zum Feind, da er sich unter anderem ebenfalls als unzulänglich erweist und körperliche Schmerzen und Angst bereitet, sodass sich die Patientin hilflos wieder an die Analytikerin wendet, ein Circulus vitiosus zwischen inneren und äußeren Verfolgern (S. 53).

Das Begreifen der Hypochondrie als Körpersprache ermöglicht das Verstehen und die Bearbeitung der Konflikte, sodass sich paranoide Ängste zunehmend in depressive wandeln und damit besser symbolisierungsfähig werden. Gutwinski-Jeggle versucht zum einen, Rosenfelds Erklärungslücke, nämlich warum es zu einer Reintrojektion kommt, zu füllen, weicht in der theoretischen Fassung von Rosenfeld zugleich ab und rekurriert auf Wilfred R. Bion: Ihrer Meinung nach scheinen solche Patienten Mütter gehabt zu haben, bei denen die Alpha-Funktion mangelhaft entwickelt war, sodass die archaischen, körpernahen unbewussten Fantasien nicht transformiert werden können. Das »Nichtcontainen« dieser Fantasien wird als Re-Projektion bzw. Re-Introjektion erfahren. In der Folge bleibt die Alpha-Funktion des Kindes unterentwickelt, defizitär, die Symbolisierung gestört, die Konzeption des eigenen Körpers unreif, konkretistisch und nicht wirklich integriert ins Selbst.

In ihrem Fallbeispiel haben sich nach rund vier Jahren so weit transformative Prozesse ereignet, dass die Patientin depressive Gefühle zwar noch bekämpft, aber doch in der Beziehung zulassen kann. Zum Verständnis dieser Position rekurriert Gutwinski-Jeggle als weitere theoretische Erklärung auf frühödipale Modelle, zum Beispiel der Trennung als Ausgeschlossensein von einem Paar. So kann die Patientin die Anwesenheit einer Rose, als Ausdruck für eigene Bedürfnisse der Analytikerin, zu denen sie sich relationiert, nicht aushalten und muss die Situation als Getrenntsein auffassen und zunächst konkretistisch agieren (»acting in«), ich werde darauf zurückkommen.

Gutwinski-Jeggle operiert mit unterschiedlichen theoretischen Modellen und umkreist zentrale hypochondrische Probleme: die projektive versus reintrojektive Dynamik, die Körpersprache, die Transformation des Nichtsymbolischen ins Symbolische. Zugleich stößt Gutwinski-Jeggle die Tür zum Bion'schen Denken auf, der mit seinem Container-contained-Modell und seinen Theorien der Transformation wichtige Werkzeuge zum Verständnis der Hypochondrie beisteuert. Das Nichtcontainen des mütterlichen Objekts behindert nicht nur die Wandlung von körperlichen Eindrücken und Fantasien, sondern wird als Zurückstoßen erlebt und damit als ein Angriff auf die Beziehung – auf die Beziehung zum Primärobjekt und auf die Beziehung zum eigenen Körper, die beide untrennbar verbunden sind.

Die Symbolisierung des Körperlichen

Zu jenen Analytikerinnen und Analytikern, die auf Bion rekurrieren, gehört auch Joachim Küchenhoff, der ein umfassendes Modell zur Hypochondrie zu entwickeln versucht. Er differenziert zwischen einer engen Definition der Hypochondrie, ähnlich der

ICD-10, und einer weiten, die er phänomenologisch ausrichtet, ähnlich wie es Schilder (1925) tat. Küchenhoff schreibt:

> »Es handelt sich um eine phänomenologisch eigenständige Form eines graduell abgestuften, besonderen Welt- und Selbstverständnisses von wechselndem, unter Umständen außerordentlich großem Krankheitswert. Es ist gekennzeichnet durch den Verlust der natürlichen Selbstverständlichkeit im Umgang mit körperlicher oder geistiger Intaktheit, so daß unbegründet Aufmerksamkeit und Affektivität sich in Form von Selbstbeobachtung, Krankheitsgefühl oder Krankheitsüberzeugung auf die eigene Befindlichkeit einschränken, während die mitmenschliche Begegnung entsprechend eingeengt oder gar verunmöglicht wird« (Küchenhoff, 1985, S. 226).

Küchenhoff entwickelt seine Theorie entlang von zwei Achsen, einmal entlang der Symbolisierung des Körpers und seiner repräsentationalen Funktion, zum anderen entlang des Objekts und seiner Repräsentationsfunktion.

Das Faktum, dass der Körper das erste Objekt des Kindes ist, wurde von diversen Analytikern beschrieben. Küchenhoff nimmt diesen Gedanken auf und bezieht ihn auf die psychische Repräsentationsfunktion: »Körpererfahrung hat eine konstitutive Funktion in Bezug auf die Repräsentation.« Die frühesten Repräsentationen betreffen »nicht die Außenwelt, sondern den eigenen Körper [...]. Der Körper ist nicht als Leib ursprünglich gegeben, also nicht als selbstverständlich zum Selbst gehörend erlebbar. Vielmehr wird er zum ersten Objekt, an dem sich Prozesse der Mentalisierung vollziehen [...], genauer müsste man sagen, dass die ersten Trennungen der Erlebnisdimensionen, die Differenzierung von Selbst und Objekt, von Psychischem und Physischem, sich vermittels dieser ursprünglichen Körperbesetzung abspielen. Dort, wo die Seele sich auf das ursprüngliche konkrete Objekt richtet, entsteht das Denken und mit ihm die Symbolisierung« (Küchenhoff, 2003, S. 56).

Er fragt sich nun, wie sich diese Repräsentationen entwickeln, und rekurriert auf die Theorie von Wilma Bucci (1997), die drei Codierungsformate unterscheidet, nämlich die subsymbolischen, die nonverbal symbolischen und verbal symbolischen Codes: »Im ersten System gibt es keine diskreten Elemente oder eine besondere Metrik. Die Eindrücke werden kontinuierlich verrechnet, und zwar modalitätsspezifisch; das subsymbolische System arbeitet in allen sensorischen Modalitäten [...]. Es enthält keine Intention oder Richtung, agiert gleichsam außerhalb des Selbstsystems, bleibt ohne intentionale Kontrolle. Das zweite System ist das nonverbal symbolische, das System der diskreten, spezifischen Bilder, die eine gewisse Stufe der Generalisierbarkeit haben [...]. Das dritte System ist das der verbalen Sprache« (Küchenhoff, 2003, S. 58).

Alle drei Systeme, so meine Interpretation, existieren nebeneinander, es sind sowohl progressive wie regressive als auch reversible und rekursive Prozesse möglich. Entlang dieser Achse werden Körpererfahrungen zunehmend repräsentiert und symbolisiert.

Diese Achse ist aber ohne einen Anderen nicht zu denken, der Repräsentationsfunktionen übernimmt. Auch Küchenhoff macht hier Anleihen bei Bions Containingfunktion, die er sehr vereinfacht und wie folgt beschreibt: »Das Kind projiziert seine unverdauten Wahrnehmungen auf die Mutter, die Mutter kann sie bewahren und modifizieren und das Kind kann die Erfahrungen reintrojizieren, aber auch die Kapazität der Mutter, diese Erfahrungen zu verstoffwechseln. Aus Letzterer entsteht die Alphafunktion, also die symbolisierende oder repräsentierende Fähigkeit des Kindes selbst« (ebd., S. 59).

Wichtig scheint mir, dass Joachim Küchenhoff die Idee entfaltet, die Entwicklung der Symbolisierung aus dem Körperlichen mit dem Container-contained-Modell zu verbinden und auf die Hypochondrie zu beziehen. In der Hypochondrie regrediert der Betroffene in einem referenziellen Prozess »bis zu seinem Ursprung«: »Die Körpersensationen werden ohne Unterlass einer Interpretation unterzogen, die freilich niemals an ihr Ende kommt oder sich abschließt« (S. 60). Hier könnten wir fast nahtlos Argentieri Bondis Modell der hypochondrischen Denkstörung anschließen, die – aus einer anderen theoretischen Perspektive – diese Fehlinterpretationen untersucht.

Nun kommt aber noch die objektale Achse zum Tragen, denn der Hypochonder wendet sich an ein äußeres Objekt. Es soll die »subsymbolischen, aber auch präverbal symbolischen Repräsentationen, die an Körperzustände gebunden sind, aufnehmen, oder es soll die Interpretationen, die imaginären oder verbal symbolischen Bezeichnungen, die der Hypochonder diesen Zuständen gibt, bestätigen, also damit die aus dem Körperinneren kommenden oder die unverknüpften, unheimlichen Körpererfahrungen gleichsam entgiften« (S. 61).

In diesem Moment schnappt die Falle der Denkstörung zu, denn sagt der Arzt/Therapeut wahrheitsgemäß, dass es keinen körperlichen Grund für die Sorgen gibt, wird das subjektive, somatisch basierte Krankheitsmodell infrage gestellt, das aber – in Küchenhoffs Interpretation von Bion – containende Funktion für die nicht ausreichend repräsentierten Körpererfahrungen übernommen hat. Küchenhoff postuliert nun eine »halbierte« Alpha-Funktion. Wenn nun aber »der Arzt sagt, dass der hypochondrisch Kranke seine eigenen Wahrnehmungen falsch entschlüsselt, ist dieser in seiner eigenen Entschlüsselungsfähigkeit nicht bestätigt, sondern widerlegt« (S. 62). Er könnte es als einen Angriff auf seine (halbierte) Alpha-Funktion erleben.

Für Küchenhoff zeigt diese Dynamik an, dass der Patient die Suche nach einem containenden Objekt nicht aufgegeben hat. Aber wird hier nicht ein sehr vereinfachter und kohärenter Subjektbegriff zugrunde gelegt? Kann es nicht gesunde, suchende Seiten neben hypochondrischen und nicht mehr suchenden geben?

Küchenhoff kann mit seinem Konzept unterschiedliche Krankheitszustände modellieren. Je nachdem, wie ausgebildet die Alpha-Funktion ist, und je nachdem, auf welchem Repräsentationsniveau sich der Patient befindet, ergeben sich ganz unterschiedliche Dynamiken. Er kann zum Beispiel Ferenczis hysterische Hypochondrie integrieren und zeigen, dass, wenn »das hypochondrisch besetzte Körperorgan eine artikulierte symbolische Bedeutung hat, die in der Übertragung auf den Therapeuten entschlüsselt werden kann, die Grenzen zur Konversion fließend sind. Dort, wo der Objektbezug erhalten, die Körperzustände aber wenig symbolisiert sind, hat die auf Freud zurückgehende Konzeption der Aktualneurose ihren Platz. In der Regel, das macht die psychoanalytische Therapie ja so schwierig, werden die Besetzungen im Bereich des Selbst verbleiben, weil die mit ihnen verbundenen Affekte in den Körper abgespalten und auf das Selbst zurückbezogen werden. Repräsentativ ausgearbeitete hypochondrische Zustände bei einem starken Selbstbezug ohne Bezug auf das Objekt kann in monosymptomatischen hypochondrischen Wahnpsychosen seine extreme Ausprägung finden. Dem stärksten Leiden ausgesetzt sind die Patienten, die einen geringen Objektbezug aufrecht erhalten können, die aber über eine diffuse Körperselbstwahrnehmung nicht hinaus kommen« (S. 64f.). En passant wird damit aber die weitreichende Behauptung ungeprüft eingeführt (oder übernommen), dass das hypochondrische Agens in unterschiedlichen Symbolisierungsstufen vorliegen könnte.

Jutta Gutwinski-Jeggle und Joachim Küchenhoff stellen anspruchsvolle Versuche vor, die hypochondrische Dynamik in ihren regressiven, symbolischen, objektalen und strukturell-organisatorischen Dimensionen zu beleuchten, wobei sie auf unterschiedliche, nur bedingt kompatible Ansätze rekurrieren, um die Vielzahl der Facetten des Hypochondrischen einzufangen.

Eine pathologische Form des seelischen Rückzugs

Der theoretische Rahmen von Giovanna Di Ceglie ähnelt in einigen Aspekten dem von Gutwinski-Jeggle. Sie begreift Hypochondrie als eine pathologische Organisation und als seelischen Rückzug, auf John Steiners Arbeiten rekurrierend (Steiner, 1987, 1990, 1993). In ihrer Interpretation dieser Ansätze finden Menschen im seelischen Rückzug »relative Entlastung von der aus dem Kontakt zu anderen Menschen und zur Realität resultierenden Angst [...]. Bedeutsamer Kontakt zu anderen Menschen wird als bedrohlich erlebt und deshalb vermieden« (Di Ceglie, 2003, S. 269). Vernachlässigungen und traumatische Erfahrungen wurden als »grausame innere Objekte introjiziert« und dienten zugleich dazu, die »eigene Destruktivität in ihnen zu deponieren«. Dies geschieht via projektiver Identifizierung, die in diesen Dynamiken dazu führt, »dass Teile des Selbst in solcher Weise mit dem Objekt verschmolzen werden, dass das Individuum sie nicht ohne weiteres in sich zurücknehmen kann. Die Folge dieses Prozesses besteht darin, dass das Objekt niemals als getrennt wahrgenommen wird und ihm eine eigene Existenz verwehrt bleibt« (ebd.). Dieser pathologische Einsatz projektiver Identifizierungen erschwert, verunmöglicht zuweilen sogar, empathisch mit diesen Patientinnen und

Patienten zu interagieren. Für Di Ceglie stellt die pathologische Organisation eine »Art des Containments« dar, attraktiver als jede andere Lösung: »Es gibt einen Ort im Körper, einen Ort mit einem Namen, der all das enthält, was gefährlich oder potenziell gefährlich ist und worüber nicht nachgedacht werden kann; er kann aber lokalisiert und benannt und identifiziert werden, und man kann, so glaubt der Patient, auf ihn einwirken, um ihn zu verändern« (S. 270).

Die Idee, schwere Formen der Hypochondrie als pathologische Organisation zu begreifen, ist überzeugend, wie die Idee sehr naheliegt, den Ort im Körper als Depot für das Gefährliche zu fassen, das Di Ceglie als fusioniert und konfus, ungeschieden in Selbst-Objekt-Differenzierung beschreibt und über das nicht mehr nachgedacht werden kann. Doch wieso wird dieser Ort als Containment konzeptualisiert? Verunmöglicht hier vielleicht ein theoretischer Begriff das weitere Erfassen des hypochondrisch besetzten Organs (im Weiteren kurz: hypochondrisches Organ)? Und: Ist die Übernahme des Konzepts der pathologischen Organisation, die Steiner als einen Rückzugsort zwischen der paranoid-schizoiden und der depressiven Position begreift, damit die Ängste beider Positionen bindend, angezeigt? Oder handelt es sich um eine andere Form der pathologischen Organisation? Wo doch so viel Angst bei der Hypochondrie im Spiel ist, die auf den ersten Blick kaum gebunden erscheint, auch wenn die Hypochondrie einen Restitutionsversuch darstellt. Eine letzte Anmerkung: Wie können wir die Sicherungen einer solchen Organisation im Hypochondrischen denken? Steiner beschreibt bekanntlich drei Formen: sexuelle, narzisstische und romantische Perversion, die den Rückzug zementieren. Gibt es vielleicht andere Formen in der hypochondrischen Organisation?

Der Körper und das Selbst

Das Verhältnis von Selbst – Körper – Objekt spielt auch in den Arbeiten von Mathias Hirsch eine zentrale Rolle, der die Hypochondrie als eine Angstkrankheit begreift, »die von der Überzeugung bestimmt ist, an einer schweren, zum baldigen Tode führenden Erkrankung zu leiden« (2003, S. 71) – wenn auch ganz anders konzeptualisiert. Der Körper nimmt hier die Stelle des Objekts ein, sodass die Selbst-Kohärenz aufrechterhalten werden kann: »Der Körper bzw. das Körper-Selbst [dient] nach einer dissoziativen Abspaltung vom Gesamt-Selbst als Zielort der Projektion vorher latenter fremdkörperartiger Introjekte [...], die internalisierten traumatischen Beziehungserfahrungen entsprechen. In Krisensituationen drohen die Introjekte das dann geschwächte Ich zu überschwemmen, sie müssen durch Projektion auf den Körper gebändigt werden. Die nun entstehenden Körperängste treten an die Stelle unerträglicher Identitäts- und Desintegrationsängste« (ebd.).

Hirsch sieht also zwei Abwehrschritte aufeinanderfolgen: Dissoziation der Körperrepräsentanz vom Gesamtselbst, sodass der Körper wie ein äußeres Objekt behandelt werden kann, sowie Projektion der internalisierten bösen Objekterfahrung in den Körper. Nun kann er »sowohl bedrohlichen Charakter annehmen, aber auch wie ein Begleiter fungieren (dieses auch und gerade als feindliches Objekt) [...]. Der Körper [stellt] sowohl die destruktiven Beziehungsqualitäten dar, die ursprünglich vom Primärobjekt ausgingen, als auch die reaktive Wut und den Hass auf das Primärobjekt [...], fungiert [...] aber auch gleichzeitig als begleitendes Muttersurrogat. Zwar ist der kranke Körper zum zerstörerischen, todbringenden Objekt geworden, gleichwohl kann man nicht von ihm lassen und klammert sich an ihn« (S. 77; vgl. auch 1989a, S. 82).

Hirsch beobachtet, dass hypochondrische Ängste immer in lebensgeschichtlichen Phasen »erhöhter Identitätsanforderungen« (2003, S. 99) auftreten, die Autonomie- und Abhängigkeitskonflikte auslösen. In seinem bewusstseinsfähigen Selbstbild will der Betroffene sich entwickeln, zugleich fürchtet er die damit einhergehenden Anforderungen und Trennungsschritte. Der arretierte Autonomie-Abhängigkeits-Konflikt »ist bewusstseinsunfähig, da der Hypochonder das Bild von sich braucht, dass er Fortschritte will, die neue Identität begrüßen würde, gesund sein will. Als Begründung für seine Angst braucht er die Krankheit, um seinem Ideal-Ich, das Fortschritte fordert, treu zu bleiben« (ebd.). Die Angst vor Entwicklung korrespondiert sowohl mit der unbewussten Trennung vom Primärobjekt, die, gerade weil die Beziehung traumatisch erfahren wurde, gefürchtet wird, als auch mit unbewussten Fantasien, von einem neuen Objekt verschlungen zu werden (ebd., S. 100).

Angstfantasien als Beschneidung der eigenen Vitalität – um zu überleben

Auch Ute Rupprecht-Schampera geht von einer internalisierten malignen Objekterfahrung aus, rekurriert aber in ihrer theoretischen Diskussion auf Fairbairn. Sie sieht alle (sic!) neurotischen Störungen im Separationskonflikt (2003, S. 182), also in der psychischen Trennung vom Objekt, begründet, wobei sie das Beziehungsfeld als triangulär begreift.

Rupprecht-Schampera schreibt:

> »Hypochondrische Ängste [sind] als ein Versuch des Subjekts aufzufassen, eine expansive Bewegung hin zu Autonomie und Selbstexpressivität mit einem Angriff auf die eigene Vitalität zu balancieren oder wieder rückgängig zu machen. Hypochondrie ist ein komplexer Abwehrvorgang zur Rettung der Primärbeziehung angesichts des durch die eigene vitale Expansivität ausgelösten Rivalitätskonflikts mit dem Primärobjekt und zur Abwendung der damit verbundenen Drohung des Objekt- und/oder Selbstverlustes. Hypochondrie kann als ein Lösungsversuch verstanden werden, angesichts eines sadistischen, neidischen und konkurrierenden Introjekts psychisch zu überleben, indem eigene vitale Selbstäußerungen zur Vermeidung von Rivalität mit dem Objekt immer wieder gehemmt, beschnitten oder revidiert werden. Sie tritt auch auf, um Selbstverwirklichung in einem bestimmten Lebensbereich mit Selbsthemmung in einem anderen, nämlich dem körperlich-vitalen Bereich selektiv zu balancieren. Es werden jedoch nicht nur die bedrohlichen Eigenschaften des Objekts, sondern auch die korrespondierenden, extremen kindlichen Erfahrungsinhalte von Ausgeliefertsein, Angst, Leiden und die ganze Hassdynamik des Kindes abgespalten und abgekapselt. In der kindlichen Psyche existiert also die Objekterfahrung zusammen mit der emotionalen Reaktion des Subjekts abgespalten in der Struktur eines malignen Introjekts. Die hypochondrische Symptomatik, mehr aber noch die hypo-

> chondrische Interaktion ist also einerseits die Darstellung einer innerpsychischen Dynamik, die sich zwischen den verschiedenen Ich- oder Selbstanteilen abspielt, andererseits auch die direkte inszenatorische Darstellung des ursprünglichen Dramas« (Rupprecht-Schampera, 2001, S. 6–8).

Das hypochondrische Symptom lokalisiert schließlich die Bedrohung im eigenen Körper. Die Symptombildung ist also ein Kompromiss: Einerseits wird »eine regressive Bindung an das dyadische Objekt« gesichert und dessen »verborgene sadistischen und Todeswünsche« brauchen nicht entschlüsselt zu werden, andererseits wird der Kompromiss durch den Angriff auf die »eigene vitale und unabhängige Potenz« ausbalanciert (Rupprecht-Schampera, 2003, S. 209).

Die Hypochondrie ist also der Versuch, in einer Objektbeziehung durch Beschneidung der eigenen Vitalität mithilfe von Angstfantasien den eigenen Körper zu überleben (ebd., S. 187). Die abgespaltene Struktur des malignen Introjekts, die als Einkapselung persistiert, dient nach Rupprecht-Schampera dazu, gute Objektanteile zu schützen und idealisierte Objektbilder aufzurichten.

Schematisch versucht Rupprecht-Schampera dann, die Hysterie von der Hypochondrie zu scheiden: Versucht die Letztere durch Verwendung von Angst eine regressive Bindung an das Objekt, ist die Hysterie bei »belle indifference« ein »progressives Abwehrarrangement gegen regressive Wünsche« oder eine negativ therapeutische Reaktion nach »einem produktiven Schritt in die Regression« (ebd., S. 210) – zum Verhältnis Hysterie und Hypochondrie siehe auch Schunck (2003).

Mathias Hirsch und Ute Rupprecht-Schampera stimmen in der Auffassung überein, dass Trennungs- bzw. Separationskonflikte die zentrale Rolle in der hypochondrischen Dynamik spielen und sich in der Struktur des Introjekts die basalen malignen Objektbeziehungserfahrungen inklusive der subjektiv-affektiven Reaktionen abbilden. In diesen Trennungs- und Separationskonflikten geht es im Letzten um Selbst- und/oder Objektverlust mit allen interdependenten Dynamiken, um Abhängigkeit und Autonomie. Beide (Hirsch klarer als Rupprecht-Schampera) erkennen die Bedrohung durch Krankheit und Tod, sehen also die Schwere der psychischen Störung. Doch beide lokalisieren die Hypochondrie eindeutig auf einer symbolischen und übertragungsfähigen Ebene. Damit widersprechen sie vielen Auffassungen der letzten hundert Jahre, die immer wieder die Übertragungs- und Symbolisierungsfähigkeit der Hypochondrie anzweifeln, mehr noch: die extremen Schwierigkeiten in der Therapie solcher Dynamiken betonen. Es wäre denkbar, dass Hirsch und Rupprecht-Schampera auf hypochondrische Störungen aus dem neurotischen und leichten Borderlinespektrum rekurrieren. Doch welche Konsequenzen würden sich dann für eine Konzeptualisierung der Hypochondrie ergeben?

Der Narzissmus, der paranoide Kern und der Körper – jüngste Annäherungen

In jüngster Zeit sind drei Arbeiten veröffentlicht worden, die sich auf Hypochondrie beziehen. Zwei dieser Arbeiten aber versuchen keine Konzeptualisierung der Hypochondrie, sondern benutzen dieselbe, um ihre metapsychologischen und metatheoretischen Annahmen zu prüfen oder zu exemplifizieren. Da ist zunächst Charles Hanlys Arbeit »Narcissism, hypochondria and the problem of alternative theories« (2011), in dem er am Beispiel der Hypochondrie zu zeigen versucht, dass die freudsche Konzeption des Narzissmus klinische Phänomene richtig erklärt und dass damit die Selbstpsychologie und die interpersonellen Ansätze nicht stimmen können. Er schreibt: »Weder die Selbstpsychologie noch die relationale Psychologie können konzeptionell und logisch wahr sein, wenn die klassische Theorie wahr ist, da sie gegensätzlich sind, das heißt, es können nicht beide wahr sein« (Hanly, 2011, S. 596).

Giuseppe Civitarese widmet in seinem Buch *The violence of emotions* (2013) ein ganzes Kapitel der Hypochondrie, nutzt diese aber eher, um zu zeigen, dass Ferros (2002) psychoanalytische Feldtheorie, die er interpersonell und sozial ausdehnt, diese Phänomene erklären kann. Für ihn ist der hypochondrische Körper ein »lebender Text, geschrieben in schwer entzifferbaren Buchstaben (β?)« (S. 67). Zwei Seiten später verschwindet das Fragezeichen und er stellt fest: »Der molekulare psychopathologische Mechanismus variiert nie: Hypochondrie ist die Folge unerträglicher

Frustrationen aufgrund eines übermäßigen Zustroms von β-Elementen, Störungen in der α-Funktion, Mangel an Reverie beim Objekt« (S. 69).

Diese Hypothese scheint mir wenig trennscharf zu anderen Störungen. Wo ist das Spezifische der Hypochondrie? Warum setzt nicht zum Beispiel eine paranoide Entwicklung ein? Civitarese postuliert dann auch einen paranoiden Kern der Hypochondrie, der auf verschiedenen Levels organisiert sein kann:

> »*a.* anomale Empfindungen, die die Angst/Überzeugung, krank zu sein, aufrechterhalten, eine Form der Sensorialität als Selbst-Containment oder die Projektion eines verlorenen Objekts auf das sensorische und damit verfolgende Ich (somatische Paranoia);
>
> *b.* die idealisierende Übertragung auf Betreuer und die dazugehörige Ambivalenz, die in der Analyse als negative therapeutische Reaktion rationalisiert werden kann (äußere Paranoia);
>
> *c.* Introjektion und Identifikation mit dem verlorenen Objekt und mit einer grausamen und destruktiven kritischen Instanz (innere Paranoia)« (S. 68).

Wenn es sich aber um einen Hypereinschuss von Beta-Elementen handelt, wie kann dann Übertragung, in welcher Form auch immer, gedacht werden? Korrespondieren die Beta-Elemente mit dem »verlorenen Objekt«? Wie ist eine Identifizierung dann denkbar? Ist die Hypochondrie also eine paranoide Erkrankung? Die Potenziale, die angedeutet werden (Kern-Bildung, Beta-Elemente, Empfindungsebene etc.), bringt Civitarese nicht zur vollen Entfaltung.

Eine dritte Veröffentlichung ist die von Catalina Bronstein (2011), die psychosomatische Störungen, auch im Vergleich zu Konversion und Hypochondrie, untersucht. Zwei Themen sind es, die ihre Arbeit beherrschen: Zum einen die Frage, ob psychosomatische Symptome psychische Bedeutung haben oder einer Bedeutungsgebung bedürfen; zum anderen das Verhältnis von Körper und Soma.

Der Körper spielt seit Freuds Schriften eine große Rolle in der Psychoanalyse. »Das Ich ist vor allem ein körperliches, es ist nicht nur ein Oberflächenwesen, sondern selbst die Projektion einer

Oberfläche«, so schreibt Freud (1923, S. 253). Die Doppelrolle des Körpers ist allen bekannt: Wir *haben* einen Körper und *sind* Körper (vgl. auch Schilder, 1925). Bronstein diskutiert die Fragen, ob es überhaupt sinnvoll ist, zwischen Körper und Soma zu unterscheiden. Wenn ja, wie lässt sich die Differenz begreifen? Green (1998) zum Beispiel, auf den sie sich bezieht, ordnet dem Körper das libidinöse (erotisch, aggressiv, narzisstisch) Referenzsystem zu, dem Somatischen das biologische (vgl. Bronstein, 2011, S. 174). Als Analytiker fokussieren wir nach Greens Auffassung den Körper, während zum Beispiel Marty (1968) die Notwendigkeit betont, Veränderungen über die Arbeit am Soma einzuleiten: Das heißt, einige psychoanalytische Denkrichtungen beschreiben, wie der Patient nicht über einen Körper, sondern nur über Soma verfügt. Ziel muss es also sein, dem Patienten dabei zu helfen, den Körper libidinös zu besetzen, sodass körperliche Symptome Bedeutung erlangen können. Andere psychoanalytische Schulen gehen dagegen davon aus, »dass die Krankheit bereits in einen libidinösen Körper eingemeißelt ist und dass die Krankheit eine unbewusste Darstellung hat und immer hatte (zitiert nach Bronstein, 2011, S. 174).

Damit ist evident, dass Theorien zum Psycho-Soma oder zur Soma-Psyche mit frühen menschlichen Entwicklungen verbunden sind. Daraus ergeben sich weitere wichtige Fragen, zum Beispiel ob bestimmte körperliche Symptome oder Erkrankungen, die in der Analyse in Erscheinung treten, kausal mit dem Psychischen verknüpft werden können oder ob sie ›a posteriori‹ konstruiert werden; damit ist auch die Frage berührt, ob psychosomatische Erkrankungen symbolische Qualität haben (vgl. Bronstein, 2011, S. 175). Des Weiteren wird die differenzialdiagnostische Frage relevant, ob und wie wir psychosomatische Erkrankungen von Konversion und Hypochondrie unterscheiden können. Bronstein führt die klassische Sichtweise wieder ein – gegen die es zum Teil heftige Entgegnungen gibt, etwa bei Kütemeyer (2003).

Doch diese Differenzierung lässt sich im klinischen Alltag häufig nicht halten: »Traditionell wurde innerhalb der Psychoanalyse zwischen Psychosomatik, Hypochondrie und Hysterie unterschieden. Diese Unterscheidung beruhte auf der Vorstellung, dass der Körper bei der Hypochondrie nicht betroffen ist, obwohl der Patient das glaubt, während sich bei psychosomatischen Phänomenen tatsächliche körperliche Beeinträchtigungen und/oder körperliche Reaktionen finden lassen. Bei der Hysterie kann eine echte Beeinträchtigung der Körperfunktion vorliegen, doch es gibt keine organischen Schäden, die eine Erklärung oder ein Grund dafür wären« (Bronstein, 2011, S. 175). Der Unterschied zwischen Konversion und Hypochondrie wird freudianisch gefasst: Neurotische Konflikte konvergieren ins Körperliche und unterliegen Verdrängungsprozessen mit Verschiebung und Verdichtung, während die Hypochondrie die direkte Umlenkung der gestauten Libido ins Körperliche ist.

Doch warum erkranken dann Hypochonder nicht psychosomatisch? Auch die Pariser Schule (Pierre Marty, Michel de M'Uzan etc.) rekurriert in ihren psychosomatischen Modellen de facto auf das Aktualneurosenkonzept. Marty beschreibt mit seinem Konzept der »progressiven Desorganisation«, wie es zu einem Verschwinden wichtiger Funktionen (wie Identifikation, Projektion, Symbolisierung etc.) kommen kann, die das Seelische organisieren (vgl. Bronstein, 2011, S. 181). Auch die Übertragungsbeziehung wird zu einer »leeren Beziehung« ohne tiefere emotionale Beteiligung. Für Green beschrieb Marty eher präpsychische Phänomene als psychische. Diese Formen von Beziehungs- und Denkstörung lassen sich, wie wir schon gesehen haben, auch in der Hypochondrie beobachten.

Catalina Bronstein referiert ebenfalls Herbert A. Rosenfelds Auffassungen zur Psychosomatik im Vergleich zur Hypochondrie, die er in Lehrgängen zwischen 1978 und 1985 in Italien entwickelte. Auch er sieht psychodynamisch Ähnlichkeiten, da beide Störungsbilder mit Projektion und Introjektion operieren, wie wir sie schon ausführlich dargestellt haben:

> »Rosenfeld entwickelte seine zuvor untersuchte Vorstellung von der frühen Verwirrung als Folge einer fehlerhaften frühen Spaltung hin zu einem komplexeren Verständnis davon, wie das Ich sich gegen psychotische Ängste verteidigen kann, indem es versucht, sie in externe Objekte zu projizieren. Misslingt dieser Prozess, dann werden die Projektionen in das Selbst zurückgezogen und auf den Körper oder ein körperliches Organ projiziert. Das stimmt mit dem überein, was er ›psychotische Inseln‹ nennt, die von der Psyche abgespalten werden und

> den besser integrierten Aspekten des Selbst nicht zugänglich sind [...].
>
> Für Rosenfeld ist dieser Prozess sowohl bei der Hypochondrie als auch bei psychosomatischen Phänomenen aktiv. Er sieht die Ursachen dafür in einem Fehlschlagen in der frühen normalen Spaltung zwischen guten und schlechten Objekten. Bei der Hypochondrie und bei psychosomatischen Zuständen werden Ängste abgespalten, auf externe Objekte projiziert und rasch in den Körper und die körperlichen Organe re-introjiziert. Rosenfeld zufolge liegt der Unterschied zwischen der Hypochondrie und der Psychosomatik darin, ob die Spaltung vollständig ist. Während bei der Hypochondrie an der seelischen Angst nach der Projektion des wahnhaften Inhalts auf den Körper festgehalten wird, fehlt bei psychosomatischen Erkrankungen scheinbar die Angst, da die Spaltung zwischen seelischer und psychischer Sphäre vollständig ist« (Bronstein, 2011, S. 185f.; vgl. auch Rosenfeld 2004).

Die Fragen bleiben: Warum erkrankt ein Hypochonder nicht psychosomatisch, was genau ist der Unterschied in den Spaltungen, was und wieso wird in den Körper verschoben oder projiziert etc. pp.? Rosenfelds Antwort scheint mir etwas verlegen, de facto besagt sie nur, dass es einen gravierenden Unterschied zwischen psychosomatischen und hypochondrischen Symptomen bzw. Erkrankungen gibt. Auch die Pariser Schule gibt keine explizite Antwort. Ist der Zielort in der psychosomatischen Erkrankung das Soma, während er in der hypochondrischen der Körper ist? Doch wodurch unterscheidet sich dann der hypochondrische Körper vom neurotisch besetzten?

Fazit zu den theoretischen Überlegungen

Soweit ich sehe, gibt es kein umfassendes Modell oder Konzept *der* Hypochondrie, in dem die unzähligen Mosaikteilchen, die dieses Krankheitsbild umfasst, zumindest so weit zusammengefügt werden, dass wir eine Ahnung des gesamten Störungsbildes erhalten würden. Ohne Zweifel haben die erwähnten Versuche das »Dunkel der Hyp[ochondrie]frage« (Freud) mit ihrem Licht weiter erhellt, doch eine »Gestalt« stellt sich nicht so recht ein. Wir könnten der hierin liegenden Ernüchterung mit dem Hinweis begegnen, dass es in der Psychotherapie und Psychoanalyse für keine psychische Erkrankung Modelle oder Konzepte gibt, die umfassend alle Phänomene erklären und in denen sich die unterschiedlichen Schulen auch noch wiederfinden. Das stimmt – und doch fühlt es sich anders an: Zum Beispiel geht es bei der Schwester der Hypochondrie, der Hysterie, drunter und drüber; und trotz der (meist heftigen) Widersprüche, die jeder Entwurf nach sich zieht, stellt sich doch ein Gefühl ein, was dieser Autor oder jene Autorin über Hysterie geschrieben hat. Das ist bei der Hypochondrie nicht unbedingt der Fall. Wieso ist das so? Changiert sie in so vielen Nuancen, dass wir verwirrt sind?

Beschränken wir zunächst unseren Blick auf die schwereren Formen dieses Leidens, die Clifford Yorke (2003) passend als monosymptomatische Hypochondrie beschreibt. Sie wird als eine schwere Erkrankung erfasst, deren Angst Todes- oder Vernichtungsqualität aufweist, die in irgendeiner Form mit psychotischen oder traumatischen Dimensionen korrespondiert, mit einem (finalen) Versagen der objektalen Projektion und mit typischen Objektbeziehungsstörungen inklusive spezifischen Übertragungsphänomenen einhergeht. In dieser komprimierten Zusammenfassung sind viele Facetten zusammengetragen, die seit Freud immer wieder erwähnt werden.

Freud sprach von der Hypochondrie als einer Aktualneurose, einer Form der Störung, in der »etwas« noch nicht ausreichend mit psychischer Qualität ausgestattet ist. Dieser Aspekt taucht immer wieder in den Untersuchungen bis in die Gegenwart auf. Er könnte wiederum mit dem Traumatischen korrespondieren, das ebenfalls in fast allen Arbeiten aufgegriffen wird – potenziell auch in den Positionen von Ute Rupprecht-Schampera und Mathias Hirsch, die wir dann wieder mehr integrieren könnten. Denn in jedem psychischen Konflikt kann es traumatische Spuren geben.

Übersetzen wir kurz die Ansätze von Rupprecht-Schampera und Hirsch triebpsychologisch: Individuations- und Separationsanforderungen sind auf allen psychogenetischen Entwicklungsstufen auszumachen. Sie liegen beispielsweise vor, wenn ein erwachsener Mensch eine ödipale Position besetzen muss. Wenn ich eine Liebesbeziehung zu einem Partner oder einer Partnerin eingehe, muss ich meine Eltern aus dem Schlafzimmer ausschließen; wenn ich einen Beruf zu meinem mache, folge ich meiner »Berufung«, letztlich unabhängig von den Wünschen der Eltern (vgl. auch Britton, 1989). Dieser ödipalen Situation sind unbewusste Fantasien zur Sexualität, zur Kastration, zum Getrenntsein inhärent, damit kindliche Ängste. Ängste der unterschiedlichen Entwicklungsstufen können in Einzelfällen so bedrohlich geworden sein, dass sie regressiv zu schweren Trennungs- oder Todesängsten, eventuell gar zu Vernichtungsängsten werden, in denen unverarbeitete traumatische Elemente eingeschlossen sind.

Eine solche Dynamik könnte im Hypochondrischen eine Rolle spielen. Das heißt: Der assoziative Durchschlag bedrohlicher Ängste zu traumatischen Zuständen kann in spezifischen Situationen wirksam werden, in denen die Betreffenden mit Individuationsanforderungen konfrontiert sind. Dann wären ebenfalls traumatisch-namenlose Zustände wirksam. Doch was ist in der schweren Hypochondrie das Agens: die Todesangst oder die namenlose, traumatische Angst? Ist die Todesangst vielleicht gar eine falsche Namensgebung? Wir kommen darauf zurück.

Wichtig scheint mir nun, und hier stimmen fühlbar die meisten Autorinnen und Autoren überein, dass solche Elemente, damit sie im Seelischen anschließbar sind, Objekte brauchen, die sie containen. Das heißt, sie werden projiziert in der Hoffnung auf Transformation. Versagt das Objekt oder ist es gar neidisch (wie es Rupprecht-Schampera immer wieder betont), so wird die Re-Introjektion gefährlich – und der Körper als erstes Objekt wird wieder in den Dienst gestellt. Dann ergeben sich die von vielen Autoren beschriebenen Beziehungs- und Denkstörungen.

In einer solchen Skizze finden wir viele, wenn auch nicht alle der beschriebenen Aspekte wieder. Richten wir unseren Blick auf die klinischen Bilder und Zustände und schauen, ob die klinische Empirie eine Kohärenz ermöglicht, die etwas fundierter ist.

Klinische Beobachtungen hypochondrischer Ausdrucksformen

Das klinische Material (etwa Fallbeispiele und deren Deutungen) wird in der Literatur häufig nicht detailliert vorgestellt und fällt extrem auseinander. Es reicht von eher psychosomatisch anmutenden über somatoformen und konversionshysterischen bis hin zu psychotischen bzw. coenästhetischen Symptomen.

Bei den Vätern der Psychoanalyse umfassen die klinischen Symptome ein sehr weites Spektrum. Bei Freud etwa wird, wie wir gesehen haben, der Selbstvorwurf, durch das Ausdrücken von Mitessern die Haut verdorben zu haben, mit Hypochondrie verbunden, wobei Freud, wie beschrieben, ahnt, dass in dieser Dynamik symbolische Gleichsetzungen eine Rolle spielen. Freud hatte in seinem Verständnis der Hypochondrie als Aktualneurose, die er mit der Paraphrenie in Zusammenhang brachte, als eine schwere Störung ausgewiesen und bereits auf die behandlungstechnischen Komplikationen verwiesen. Auch Hanna Segal und David Bell sind beeindruckt von Freuds großer klinischen »Intuition, indem er die hypochondrischen Zustände eher in die Nähe der Psychosen statt der Neurosen rückte« (2000, S. 206).

Auch einige von Sándor Ferenczis Vignetten könnten eher an coenästhetische Qualitäten denken lassen. Er schreibt über eine Patientin mit starker Angst, die nicht allein sein konnte: »Ihre Klagen setzen sich aus hypochondrischen Körpersensationen und der damit assoziierten Todesangst zusammen. Sie fühlt etwas in der Kehle, ›Punkte‹ kommen ihr aus der Kopfhaut heraus; (diese Empfindungen zwingen sie, sich fortwährend die Kehle und die Gesichtshaut zu betasten); die Ohren wachsen ihr in die Länge, der Kopf geht ihr vorne auseinander, ihr Herz klopft usw. In jeder solchen Empfindung – derentwegen sie sich fortwährend beobachtet – sieht sie ein Anzeichen ihres nahenden Todes« (1919,

S. 160). Ferenczi konstatiert bei dieser Patientin »ein dementes, sehr leidenschaftliches und theatralisches Sichgebärden [...]. ›Ich bin N.N. Großfabrikant‹ (und nannte dabei den Namen ihres Vaters mit sichtlich gesteigertem Selbstbewußtsein). Sie gebärdete sich dann tatsächlich, als wäre sie der Vater [...]« (ebd., S. 160f.).

Ferenczi ordnet diese Symptomatik als hysterische Hypochondrie ein, obwohl vieles dabei sehr psychotisch anmutet (aber vielleicht ließ er sich auch nicht so schnell beeindrucken). Bleiben wir bei Ferenczis Diagnostik; dann stellt sich die Frage: Was ist hysterisch, was ist hypochondrisch? Ist das Hysterische, das psychotisch anmutet, das übertragungsfähige Material, während das, was keine übertragungsneurotische Beimengungen hat, das Hypochondrische ist? Dann wären die Punkte, die wachsenden Ohren etc. das hysterische, die Todesangst das hypochondrische Material?

Nun könnten wir sagen, dass zur Zeit Freuds und Ferenczis die klinisch-psychiatrische und differenzialdiagnostische Bestimmung borderlinehafter, psychotischer und schizophrener Symptome noch nicht so entwickelt war wie heute. Dennoch bleibt die Frage, warum so irritierende, schillernde und schwere Symptome nicht schlichtweg als psychotisch gekennzeichnet wurden. Oder anders gefragt: Was wird in diesen klinischen Phänomenen erkennbar, dass die Großmeister trotzdem das Prädikat »Hypochondrie« bemühen? Herbert A. Rosenfeld hatte, als er die Freud'sche Aktualneurosentheorie aufhebend interpretierte, die Hypochondrie als eine Abwehrformation gegen die Schizophrenie verstanden. Könnte hierin die Antwort zu suchen sein? Wie ließe sich das mit der Beobachtung verbinden, dass, wenn wir schwere hypochondrische Bastionen schleifen, sich häufig passagere psychotische Prozesse einstellen? Als ein regressives Phänomen? Ist diese Regression dann benigne oder maligne zu bewerten? Ist es überhaupt ein regressives Geschehen – oder vielleicht ein progressives?

Rückzugstendenzen

Schauen wir uns Herbert A. Rosenfelds Ausführungen genauer an. Er berichtet von einem zu Therapiebeginn 21-jährigen Patienten, der sich »über starken Druck in seiner Brust [beklagte], der ihm das Gefühl gab, er würde in Stücke fallen. Er war auch besorgt wegen verschiedener hypochondrischer Sensationen in Armen, Beinen, Kopf, Herz und Magen. Er glaubte, daß er an einer Herz- und Magenkrankheit leide. Er war immer schon leicht hypochondrisch gewesen. Eine schwere Hypochondrie entwickelte sich jedoch erst nach einem sexuellen Tagtraum – ohne manuelle Masturbation –, von dem er eine gewisse Irritation im Penis behielt. Er dachte, er sei gefährlich krank und leide an irgendeiner unbestimmbaren Geschlechtskrankheit« (1964, S. 220). Wichtige Lebensereignisse wie die Heirat verstärkten seine Ängste. Die Hypochondrie nahm phasenweise so beträchtlich zu, dass er »jegliches Interesse« (S. 223) an der Außenwelt verlor und sich ausschließlich zwanghaft mit seiner Krankheit beschäftigte.

Im Laufe der Analyse wird nach Rosenfeld deutlich, dass das konfliktauslösende Ereignis, der Tagtraum mit der Irritation am Penis, Folge einer oral-neidischen und oral-skopophilen Dynamik war: Der Patient attackierte die Mutterbrust, die, dadurch »geschrumpft«, nun ihrerseits den Penis angriff, »ihn entkräftete und schrumpfen ließ, wobei er seinen Penis offenbar mit seinem gesamten Körper identifizierte« (S. 230). Diese unbewusste Fantasie wurde aber erst erkennbar, nachdem die Spaltungsvorgänge nachgelassen hatten und eine Übertragungsbeziehung sicherer wurde.

Nach meiner Interpretation des Fallmaterials entstand die Hypochondrie, als eine regressive, projektiv-introjektive Dynamik an ihr Ende gekommen war, nicht erneut projiziert werden konnte und dann auf den Penis, der für den ganzen Körper stand, verschoben wurde. Dann würden die Symptome für eine schwere pathologische Rückzugsdynamik stehen, die phasenweise in nicht objektalen Zuständen mündete.

Das psychotisch-autistische Körperschema

Nun zu David Rosenfeld. Er gibt zwar für zwei seiner drei hypochondrischen Typen Fallbeispiele an, für die autistische Form aber leider nicht. Bei der Hypochondrie als somatischem Wahn beschreibt er zwei Fälle: Pablo beginnt, sich zurückzuziehen, weil er glaubt, dass alle Leute draußen unverblümt auf seine fraulichen Lippen und Wangen starren (1984, S. 377). In der ausführlichen Fallbeschreibung wird deutlich, dass Pablo seine weiblichen Gesichtszüge mit der Mutter gleichsetzt, wie er auch seinen Penis mit dem des Vaters identifiziert, beides konkretistische Identifizierungen. Ich frage mich allerdings, ob es sich hierbei um einen (hypochondrischen oder dysmorphophobischen?) Wahn handelt; denn die Eltern sind Verfolgte des Nazi-Regimes. Es könnte sich also auch um eine transgenerationale traumatische Weitergabe handeln.

Rosenfeld erwähnt noch kurz eine weitere Psychotherapie mit einer ähnlichen Störung: »Im Falle eines anderen Patienten, einem älteren Mann, […] fand ich heraus, dass seine Vereinsamung und soziale Ausgrenzung auf der somatischen Wahnvorstellung beruhten, dass sein Körper mit einer fauligen, dreckigen Masse gefüllt war, und er verhielt sich entsprechend: Nie ging er spazieren oder nahm an einem geselligen Beisammensein teil, weil er glaubte, dass alle ihn anstarrten und den fauligen Gestank wahrnahmen, der aus dem Inneren seines Körpers ausströmte« (1984, S. 377f.). Hier scheint es sich tatsächlich um einen dysmorphophobisch eingefärbten coenästhetischen Wahn zu handeln, der mit sehr primitiven Körperschemata korrespondiert, mit sozialem Rückzug einhergeht und sinnliche Dimensionen betont.

Die Hypochondrie, die auf einem psychotisch-primitiven Körperschema beruht, grenzt David Rosenfeld (1984) von dem somatischen Wahn ab. Er bringt beeindruckendes und verstörendes Material: »Inés Funktionsweise herrschte das psychotische Körperbild vor – ein Umstand, der sich körpersprachlich durch eine psychosomatische Erkrankung ausdrückte. Die 26-jährige Patientin erzählte, sie sei sich ihrer Krankheit bewusst geworden, nachdem sie und ihr Freund ihre Beziehung beendet hatten. Sie wollte behandelt werden, weil sie, wie sie sagte, depressiv sei und sterben wolle. Sie sagte, ihre Krankheit zeige sich in nekrotischen Wundstellen auf verschiedenen Schleimhäuten und in unterschiedlichen Hautarealen, und der Auslöser sei laut der vielen Ärzte, die sie zu diagnostizieren und zu behandeln versucht hätten, unklar […]. Angesichts der Schwere ihrer Erkrankung betrachteten die Ärzte ihren Fall als hoffnungslos: Immer dann, wenn sie eine emotionale Krise durchmachte, hatte sie wirklich ernsthafte Gefäßentzündungen und Nekrosen an den Schleimhäuten im Mund, am Kehlkopf und an den Lippen. Einmal konnte sie sechs Monate lang nicht sprechen und musste intravenös ernährt werden. Eine andere akute Krise löste ein dreitägiges Koma aus. Die Patientin fügte hinzu: ›Es gibt keine Prognose mehr für meine Krankheit‹, und: ›Momentan habe ich nicht allzu viele nekrotische Wunden an meinen Beinen‹« (D. Rosenfeld, 1984, S. 383).

Nach Rosenfeld erlebt Inés jede Trennung als einen katastrophischen Verlust, konkretistisch ausgedrückt durch den Blutverlust über die Haut und die Ausbildung nekrotischer Läsionen. Sie sieht ihren Körper als eine schwache arterielle Membran, die das Blut umgibt und beinhaltet. Er sieht hier Entsprechungen zum frühkindlichen Autismus.

David Rosenfeld sieht die Entstehung dieses psychotisch-primitiven Körperschemas in frühester Kindheit angelegt:

> »Aufgrund der fehlenden psychologischen Grenzen zwischen ihrem Körper und der Brust [...] bedeutete jeder Verlust für sie:
>
> *1.* dass die Brustwarze ihr Stücke der eigenen Haut wegnahm oder entriss [...];
>
> *2.* dass es zu einem fantasierten Mordanschlag auf die Objekte kam, die sie verließen [...];
>
> *3.* dass das verloren gegangene Objekt Stücke der Körpermembran mitnahm. Sie blutete durch die Poren;
>
> *4.* dass die Subjekt-Objekt-Lippen-Brustwarze-Verwechslung in einem Raum innerhalb ihres nicht differenzierten Körpers zu dem Angriff auf das Objekt führten. Daher implizierte der Angriff auf die Brustwarze den Angriff auf ihre eigenen Lippen.
>
> Die fehlenden Grenzen (Fusion) [...] sind der Grund, warum sie sich über den Angriff auf das Objekt, von dem sie verlassen worden war, mit Teilen der Oberfläche ihres eigenen Körpers identifizierte. [...] In diesem Fall übernahmen die Arterien- und Venenwände die Funktion, die von der normalen Haut hätte erfüllt werden sollen« (ebd., S. 384).

Wir sind nun mitten in der Partialobjektsprache der Kleinianer angekommen; das mag einige verstören, doch müssen wir uns immer klarmachen, dass diese Sprache der Versuch ist, das Erleben eines primitiven Selbst so zu beschreiben, dass eine Ahnung von der Wucht, dem Archaischen und auch der Unheimlichkeit entstehen kann. Rosenfelds theoretischer Rahmen ist der von Klein und vor allem von Tustin. Er beschreibt eine traumatische, sehr frühe Trennungserfahrung, in der die Mund-Brust-Sensationen noch nicht klar geschieden sind, sodass die Trennung als ein Verlust von Körperteilen erlebt wird, wie auch die Attacken gegen das Objekt (die Brust, die Brustwarze) ununterscheidbar sind von Angriffen gegen den eigenen Körper (die Lippen). Doch ist diese Dynamik bereits das Trauma oder resultiert aus diesem traumatischen Geschehen das Trauma? Und woher wissen wir, ob das frühe Stillen so traumatisch erfahren wurde? Ich würde zudem davon ausgehen, dass (fast) jeder Mensch solche traumatischen Einsprengsel seelisch verwahren muss, aber ist damit diese lineare, fast kausal anmutende Ordnung zulässig? Es könnte ja auch sein, dass Inés an einer schweren unbekannten Krankheit leidet, die diese Einsprengsel aktiviert und ein solches Körperschema erst entstehen lässt; oder dass sich die Prozesse wechselseitig bedingen. Aber diese Fragen sind für unsere Belange nicht von Vorrang. Wichtig scheint mir, dass Rosenfeld nicht nur theoretisch, sondern auch klinisch eindeutig hypochondrische Dynamiken mit frühen, psychotischen/autistischen und autistoiden Dimensionen verbindet.

Denkstörungen aufgrund von »Flutungen«

Marilia Aisenstein und Alain Gibeault beschreiben eine Hypochondrie, die einem spontanen, intuitiven Verständnis recht nahekommt: »Charles litt seit sechs Monaten an quälenden Ängsten und hypochondrischen Schmerzen, als er bei einem von uns eine Psychotherapie mit zwei Sitzungen pro Woche begann. Seitdem hatte er sich beklagt, dass sein Leben zur Hölle geworden sei: ›Ich habe das Gefühl, mit meinen Kräften am Ende zu sein, so als würde ich vollständig verrückt werden. Ich weiß nicht, was in den letzten sechs Monaten passiert ist. Es hat ganz plötzlich angefangen. Ich habe Gedächtnislücken und Sehstörungen. Ich bekomme unerträgliche Magenschmerzen. Ich bin absolut davon überzeugt, dass ich Krebs habe.‹ Charles erzählte dann detailliert von seinen ›physischen Problemen‹, von den Ärzten, die er konsultiert, und den vielen Untersuchungen, denen er sich unterzogen hatte, um endlich ›die Wahrheit‹ über seinen Zustand herauszufinden. Gleichwohl hatte er das Gefühl, dass die Ärzte es ablehnten, ihm alles zu sagen, was sie wussten« (1991, S. 672). Diese Hypochondrie korrespondiert mit Trennungserfahrungen und Todesfällen, sexuellen Ängsten (etwa Charles' Freundin, die sexuell sehr aktiv war und immer mehr in die dominante Position drängte, was einen Suizidversuch Charles' nach sich zog) und traumatischen Kumulationen in der Kindheit. Da Aisenstein und Gibeault Hypochondrie auch als Restitutionsversuch begreifen, notieren sie: »Der Beginn der ersten hypochondrischen Episode war offenbar die Folge einer Kombination aus Situationen, die im Grunde traumatisch waren, und einer Phase der psychischen Umstrukturierung« (ebd., S. 673).

Die Autoren beschreiben auch sehr schön das immer wieder einsetzende Klagen nach Momenten des Verstehens, die ruminierende Endlosigkeit, die solche Störungen mit sich bringen. Das angedachte Ende der Behandlung kann Charles dann auch nur in der Art begreifen, dass der Analytiker ihn wegschickt und er mit seinen Schmerzen allein bleibt – und so erneut Trauer und Abschied vermeidend.

Simona Argentieri Bondi schildert klinische Phänomene nicht im Detail, da sie an ihnen nur die technischen Probleme der Behandlung darzustellen versucht. Frau Y., eine Biologin, befürchtete, an den »systemischen Tumoren« zu erkranken, an denen auch ihre Mutter und Tante gestorben waren. Diese Sorge war so groß, dass sie mehrere Schwangerschaftsabbrüche vornehmen ließ, da sie den Gedanken nicht ertragen konnte, »ein Kind zur Welt zu bringen, um es dann frühzeitig als Waise zurückzulassen« (2003, S. 170). Mutter zu werden hieß für die Patientin, ihre Mutter zu werden, demzufolge zu sterben. Doch die Loslösung von ihrer Mutter erschien ihr »gleichermaßen verhängnisvoll und tödlich« (S. 170). Als dann die Großmutter der Patientin mit unklarer Diagnose erkrankte, entwickelte Frau Y. religiöse und abergläubisch-zwanghafte Rituale (Kerzen in einer Kirche anzünden, darüber wachend, dass sie nicht verlöschen), die als verschiedene Ebenen des Erlebens und Denkens koexistierten.

Ein anderer Patient, Z., schien zunächst an einer Agoraphobie zu leiden, »die ihn demütigte und sein Leben eingrenzte. Er hatte Angst davor, allein aus dem Haus zu gehen« (S. 172), deutete aber an, Angst davor zu haben, krank zu werden. Bald wurde deutlich, »dass für den Patienten jede Veränderung der Herzfrequenz für ein Herzleiden gehalten wurde (›es schlägt merkwürdig‹), das ihn der Gefahr eines Schlaganfalls aussetzen konnte. So musste er also strikt jede Aktivität vermeiden, die das Herz schneller schlagen ließ: laufen, Sport treiben, aber auch streiten, Orgasmus, jede heftige Erregung. Jede psycho-physiologische Erregung wurde von dem zerbrechlichen Selbst als eine heftige Bedrohung erlebt, als ein verwirrendes Geschehen, das aus seinem Leben verbannt werden musste, und um dessentwillen sich Z. dem Regime des Überlebens unterworfen hatte.« Der Vater des Patienten hatte, als dieser noch ein Kind war, einen Schlaganfall erlitten, während »das perverse Verhalten der Mutter, mit welchem sie ihre Macht auf ihre Familienangehörigen ausübte, [darin] bestand [...], diesen unmöglich einzuhaltende Vorschriften zu machen, um ihnen dann die Schuld zu geben, wenn sie krank wurden, da sie ja nicht auf sie ›gehört‹ hätten« (ebd.).

Es ist wegen der Knappheit der Darstellung kaum möglich, zu identifizieren, was hypochondrisch, was zwanghaft, was phobisch und was hysterisch ist. Argentieri Bondi subsumiert alle Symptome unter Hypochondrie – wäre also ihre Theorie der hypochondrischen Denkstörung ein diagnostisches Instrument der differenziellen Scheidung? Doch gerade ihre Beispiele lassen mich daran zweifeln. Eher scheint sie eine Denkstörung zu beschreiben, die bei unterschiedlichsten Krankheitsbildern auftritt, mit der vielleicht bedrohliche primärprozesshafte »Flutungen« gebannt werden sollen. Ihre Technik, die sehr auf Klärung und Sortierung bedacht ist, bestätigt eher meinen Verdacht, wie ich unten noch weiter zeigen werde.

Trennungs- und Individuationskonflikte

Mathias Hirsch (wie auch Rupprecht-Schampera) schreibt der Mutter eine bedeutende Rolle in der Dynamik der Hypochondrie zu und sieht Trennungs- und Individuationskonflikte als zentral an. In seinem Fallmaterial werden diese Aspekte auch sichtbar. Eine Künstlerin, deren Ausstellungen von heftigen Konflikten mit der Mutter begleitet wurden, entwickelte »nach ihrem ersten Erfolg die hypochondrische Phantasie, dass sich durch einen Mückenstich ›Killerbakterien‹ Zugang in ihr Körperinneres verschafft hätten; sie war fest davon überzeugt, sie würde in zehn Tagen sterben. ›Ich habe gedacht, ich hätte so viel für die Ausstellung geackert, dass die Bakterien ein leichtes Spiel mit mir hätten‹« (Hirsch, 2003, S. 78).

Auch eine 25-jährige wissenschaftliche Mitarbeiterin, deren Mutter kaum zur primären Mütterlichkeit in der Lage war und diesen Mangel durch manipulative Einmischungen in das Leben und die körperlichen Funktionen kompensierte, während der Vater sich entzog, entwickelte eine Angst, Erreger, in diesem Fall HI-Viren, seien in ihren Körper eingedrungen: »Seit sechs Wochen habe sie Magensymptome, Bauchschmerzen, Kopfschmerzen, Gliederschmerzen, all diese Symptome interpretiere sie als Zeichen eines Primärinfekts. Sie mache sich bittere Vorwürfe, kein Kondom benutzt zu haben: ›Das darf man doch auf keinen Fall!‹ Weil es sich andererseits nur um Oral-Sex gehandelt habe, sei eine Infektion absolut unwahrscheinlich, sie habe sich erkundigt; trotzdem glaube sie daran« (ebd., S. 82). Die Angst korrespondiert mit dem Angebot eines »Traumjobs«, der ihren ersten selbstverantworteten Lebensabschnitt einleitet, den sie aber als Trennung von der Mutter erlebt.

Auch das dritte Beispiel von Hirsch beschreibt eine Aids-Phobie: Herr H. ist kurz nach dem Kauf eines Mietshauses »fest überzeugt, nach einer Infektion bereits an Aids erkrankt zu sein. Er fühle sich schwach, habe Bläschen im Mund, könne nicht mehr richtig laufen. Nachdem er im Fernsehen eine Sendung über Aids gesehen habe, habe er ausgerufen: ›Das ist es, das habe ich!‹ Es komme in Schüben; er habe geschwollene Lymphknoten im Nacken, dann verschwänden sie wieder. In kurzer Zeit habe er fünf Kilogramm abgenommen. Zwar sei der Antikörper-Test bereits viermal negativ gewesen, er sei aber überzeugt, dass er zu den seltenen Fällen gehöre, in denen trotz Erkrankung kein positiver Testbefund erhoben werden könne. Er sei überzeugt, seine Frau und die 18-jährige Tochter angesteckt zu haben, obwohl auch bei ihnen der Test negativ war. Angstsymptome habe er schon seit fünf Jahren, Luftnot, Beklemmung und Schmerzen in der Herzgegend, Angst vor einem Herzinfarkt« (S. 84f.). Ein Jahr zuvor hatte er Sex mit einer unheimlichen Frau gehabt und seine Tochter mit den Tränen, die er nach diesem Geschehen vergossen habe, angesteckt.

Mathias Hirsch belegt seine Thesen zur Hypochondrie mit Beispielen, die nach meiner Einschätzung aus dem somatophobischen Bereich stammen. Bei HIV-Angst wie auch bei einer Herzneurose dominiert das Phobische das Hypochondrische. Bei diesen Formen sind die objektale Ausrichtung und die unbewusste Manipulation des Objekts (wie auch vice versa) und der sozialen Umwelt sofort erkennbar. Doch ist die Hypochondrie so klar objektal oder ist die Objektbezogenheit eine Beimischung (siehe Freud und Ferenczi)? Doch was ist dann das Hypochondrische in dem Somatophobischen? Die Trennungsüberforderung? Doch was hieße das? Welches Element in der Faktizität des Getrenntseins bzw. der Trennung kann nur hypochondrisch ausgedrückt werden?

Diese Fragen wären auch Ute Rupprecht-Schampera zu stellen. Sie wehrt sich am vehementesten gegen die »Vermutung von schwerer und schwerster Störung«. Für sie ist das »hypochondrische Symptom […] ein im neurotischen Stil *regressives* Abwehrgeschehen« (2003, S. 215) und wirft den Theorien, die eine zerstörte oder defizitäre psychische Struktur zugrunde legen, vor, potenziell retraumatisierend zu sein (ebd., S. 216.). Mit ihrem Fallbeispiel kann sie diese kräftigen Thesen aber nicht wirklich widerlegen. Sie wählt als Falldarstellung das Verbatimprotokoll einer Stunde aus einer »langjährigen Analyse, innerhalb derer der Patient bereits in verschiedener Hinsicht begonnen hatte, sich zu verändern. Verschiedene hypochondrische Ängste und speziell eine wiederkehrende Herz-Angst waren der Anlass für die Analyse gewesen und hatten über längere Zeit eine Rolle gespielt« (S. 196).

Der Patient, der schon in der Pubertät unter der Angst litt, »Zungenkrebs« zu haben, entwickelte akute hypochondrische Symptome, nachdem er mit einer schwer-, vielleicht sogar todkranken Kollegin gesprochen hatte: »Ich dachte: Wenn die kein Immunsystem entwickelt – – – – – der Tod steckt in dieser Frau! Da warst Du so nahe am Tod dran! Dann: Hab ich Knochenkrebs? Da hab ich diese Stelle so gespürt. Immer wieder. Und zu Anfang dieser Stunde jetzt – – – da hab ich die Stelle auch gespürt. Ich habe gedacht: Suche ich die Nähe zu dem Tod?« (S. 192).

Aus dem Verbatimprotokoll wird eindeutig sichtbar, dass der Patient eine stabile Übertragungsbeziehung entwickelt hatte. Rupprecht-Schampera forciert, wohl auch durch den Hinweis des Patienten, die »Stelle« am Anfang der Stunde gespürt zu haben, die Untersuchung der Analytikerin-Analysand-Beziehung: »Ich ging aber davon aus, *dass* es ein Konflikt innerhalb unserer Beziehung sein müsste, und blieb in meinen Versuchen, mit dem Patienten das Symptom zu verstehen, auf dieser Linie. Wie zu sehen ist, war es nicht ganz leicht, ihn zu einer Erkundung der Übertragungssituation zu bewegen« (S. 197).

Sie wird dann nach forcierten Interventionen fündig in einer Neidfantasie: »Sie betraf eine neidische, auch kannibalistische Phantasie über sein erwachendes sexuelles Interesse und sein männliches Begehren. Der Patient hatte zu der Zeit die Vorstellung, dass ich alleine lebte. Es ist nicht abwegig, dass er nun dachte, ich könne auf seine Kontaktmöglichkeiten neidisch sein. Sein Einfall deutet jedoch auch auf eine aggressive Phantasie über mich als der ›Alten‹, von der er sich trotzig abzusetzen wünschte und die natürlich gegen eine Vertiefung der negativen Mutter-Übertragung gerichtet war. Danach überraschte der Patient mich allerdings noch einmal mit der Mitteilung von Veränderungen, mit denen er sich offenbar aus der Identifikation mit seiner überfürsorglichen und ihn ängstigenden Mutter zu lösen begann und die ein weiterer oder vielleicht der eigentliche Anlass für die sich verstärkenden Todesängste gewesen sein könnten. Die reaktiven Hass- und Mordphantasien gegen eine solche Mutter konnte er in der kannibalistischen, auf mich projizierten Phantasie vom ›frischen Fleisch‹ unterbringen« (ebd.).

Wenn wir nun allerdings auf Ute Rupprecht-Schamperas Hysterie-Konzeptualisierung zurückgreifen, müssen wir, so glaube ich, konstatieren, dass sie hier einen konversionshysterischen Konflikt beschreibt. Der Patient schiebt seine Knochenkrebsangst, deren Angst sich als sehr flüchtig erweist, zwischen sich und die Analytikerin. Es könnte also sein, dass Rupprecht-Schampera einen Fall beschreibt, in dem hypochondrische Dynamiken in der mehrjährigen Analyse bereits so weit bearbeitet sind, dass auf sie habituell zurückgegriffen wird und ihre symptomatische Form konversionshysterisch genutzt wird. Dann blieben die Fragen, die wir bei Hirsch zum Verhältnis vom Phobischen und Hypochondrischen gestellt haben.

Die pathologische Organisation

Giovanna Di Ceglie beschreibt in ihren beiden Falldarstellungen relativ unspezifische hypochondrische Beschwerden. Eine Frau A. »litt unter fluktuierenden depressiven Zuständen mit zwangsneurotischen Zügen. Im Laufe der Therapie wurde mir [der Autorin] bewusst, dass sie panische Angst davor hatte, krank zu werden. Ich stellte fest, dass das leiseste Krankheitszeichen sofort übertrieben wurde und sie zu zahlreichen Besuchen bei ihrem Hausarzt veranlasste« (2003, S. 271). Der Vater von Frau A. war an einer Herzerkrankung gestorben, als die Patientin acht Jahre alt war, die Beziehung zur Mutter war nie gut, offenkundig hatte jene Probleme, sich auf sie einzustellen.

Di Ceglie beschreibt negative therapeutische Reaktionen, die auch Hirsch und Rupprecht-Schampera immer wieder hervorheben. Als sie sich erstmals von ihrer Mutter auf den Anrufbeantworter mit den Worten »alles Liebe« verabschiedete, träumte sie: »Ihre Kinder waren in einem zugefrorenen See von der Taille abwärts im Eis gefangen. Als das Eis zu schmelzen begann, drohten sie zu ertrinken. So eilte sie zu ihnen, um sie zu retten, und wachte in panischer Angst auf« (ebd., S. 273).

Doch Giovanna Di Ceglie fasst diese Dynamik anders, nämlich nicht nur als einen Widerstand gegen eine benigne Progression, sondern als Ausdruck einer pathologischen Organisation: Frau A. »hatte einen Teil ihrer Persönlichkeit in solch hohem Maße auf Hassgefühlen errichtet, dass sie unbewusst überzeugt war, von diesem Hass gehalten zu werden, so wie das Eis ihre Kinder hielt. Sie hatte das Gefühl, dass der mit ihnen projektiv identifizierte infantile Teil ihrer selbst nicht überleben würde, wenn das Eis zu schmelzen begann. Es wurde deutlicher, dass sie jedes Mal, wenn sie sagte: ›Nach der gestrigen Sitzung habe ich mich viel besser gefühlt‹, hypochondrische Klagen folgen ließ, die zumeist ihren Magen betrafen. Das analytische Verständnis, das ich ihr vermitteln durfte, führte in zwei Richtungen weiter. Eine dieser

Richtungen fand Ausdruck in den Worten: ›Mir geht es viel besser‹, die andere, hasserfüllte, konnte symbolisch weder in Worten noch in Gedanken repräsentiert werden und war diejenige, die pausenlos weiteres Verständnis einforderte!« (S. 274).

Der zweite Patient, dessen Vater am Herzinfarkt gestorben und dessen Beziehung zur Mutter schlecht war, entwickelte hypochondrische Symptome, nachdem er eine berufliche Beförderung abgelehnt hatte. Er rutschte in soziale Isolation und Arbeitslosigkeit. Er litt an diversen somatischen und psychosomatischen Beschwerden. Doch seine hypochondrische Sorge galt nie diesen Symptomen, sondern dem »Schmerz im Brustkorb, der seiner Meinung nach vom Herzen ausging. Er hatte gewisse heftige Herzschläge wahrgenommen, die stärker waren als die übrigen, und geglaubt, dass er wie sein Vater an einem Herzinfarkt sterben würde – trotz der Tatsache, dass zahlreiche Untersuchungen keine körperliche Ursache seines Schmerzes aufdecken konnten« (S. 275f.).

Auch bei diesem Patienten zeigten sich Dynamiken, in der die pathologische Organisation jeden Ausbruch aus dem System verfolgte (Di Ceglie nähert sich hier der Rosenfeld'schen Konzeptualisierung von pathologischer Organisation an): »Mit der Therapeutin in einer Sprache zu sprechen, die nicht die hypochondrische war, wurde als eine Art Verrat am Zustand der Einheit mit dem sterbenden Objekt empfunden und war deshalb immer nur für kurze Zeit möglich. In dieser Situation wurde der Therapeutin klar, dass Herr B. die Therapie nur zu akzeptieren vermochte, wenn er sie nicht als Bedrohung für seine Abwehrorganisation, sondern als Stütze für sie erlebte« (S. 277).

Die Unvereinbarkeiten in den Konzeptualisierungen der Symptome zwischen zum Beispiel Hirsch und Rupprecht-Schampera stellvertretend auf der einen sowie Di Ceglie stellvertretend für die andere Seite zeigen sich nun in aller Schärfe. Di Ceglie beschreibt immerhin einen seelischen Konflikt, in dem Patienten Objektkontakt suchen, der aber von einer pathologischen Organisation unterbunden wird. (Ob hier nicht das Rosenfeld'sche Konzept geeigneter gewesen wäre als das Steiner'sche?) Mit diesem Zugang wird die Schwere der Symptomatik, die zumindest in Hirschs Fällen augenscheinlich wird, verständlicher. Denn warum macht ein Separationskonflikt solche massiven, ja schwerste Symptome? Aber andersherum ergeben sich auch Fragen: Ist jedes hypochondrische Symptom Ausdruck einer pathologischen Organisation? Wenn ja, warum? Auch zur reinen Klinik bleiben viele Fragen offen: Handelt es sich um hypochondrische Symptome im engeren Sinne oder sind es somatoforme/-phobische? Rechtfertigen solche Symptome überhaupt eine Diagnose »Hypochondrie als pathologische Organisation«? Und: Sind die beschriebenen Dynamiken nicht schon sichere Indizien für die Überwindung des Hypochondrischen?

Körper und Haut

Eine der ausführlichsten und der wenigen detailliert-nachvollziehbaren Fallbeschreibungen einer hypochondrischen Dynamik liefert Jutta Gutwinski-Jeggle, die sich aber sofort mit dem Zweifel konfrontiert sieht, ob es sich nicht um eine konversionshysterische Abwehr handele (vgl. Rupprecht-Schampera, 2003, S. 211). Gutwinski-Jeggle (1995, 1997), das scheint mir wichtig festzuhalten, beschreibt einen komplexen Verlauf, in dem sich auch klinische Phänomene und Symptome verändern. Ihre Patientin teilt schon im ersten Telefonat mit: »Ich spüre mich nicht mehr« (1995, S. 55), und entwickelte nach dem zweiten Interview eine erste Asthma-Attacke. In ihrer Kindheit war sie mehrfach stationär wegen »unklarer Bauchschmerzen, wahrscheinlich wegen Verstopfung« (S. 57), aufgenommen worden, wie sie auch immer Hautprobleme hatte, sie litt »noch heute unter Neurodermitis« (ebd.). Als Teenager, den gefühlten »Kriegszeiten mit ihrer Mutter«, litt sie unter schwerer Anorexie. »Gegenwärtig beklagte sie sich über viele körperliche Schmerzen und Beschwerden sowie häufige ›Stuhlverhaltungen‹. In einem – vergeblichen – Versuch, ihren Körper ›in den Griff zu bekommen‹, hatte sie alle möglichen Entspannungstechniken und -übungen ausprobiert, die sie in Büchern gefunden hatte« (ebd.).

Gutwinski-Jeggle nahm die Körperklagen der Patientin zunächst nicht wirklich auf, notierte sie aber als Klammerbemerkungen zu ihren Stundennotizen. Dann wurde sie hellhörig:

> »Nachdem ich lange gefühlsmäßig einen diffusen Mangel an Wahrnehmung erlebt hatte, spitzte ich nun meine Ohren für die

> verbal beschriebenen Körperbefindlichkeiten der Patientin [...]. Mir fiel auf, daß meine Aufzeichnungen über die Stunden nur die dialogischen Teile unseres Miteinander ausführlich enthielten. Am Schluß hatte ich dann oft in Klammern global vermerkt: ›zahlreiche Körperklagen‹. Ich begann zu ahnen, daß ich durch dieses Einklammern zwar etwas bewahrte, in Wirklichkeit aber ausklammerte. In den Stunden konzentrierte ich mich nunmehr auf die Beschreibungen ihrer körperlichen Befindlichkeiten, und was ich da zu hören bekam, setzte sich in mir optisch um [...]. Mir war, als würde die Patientin mir [...] in Worten jedes ihrer einzelnen Körperteile und Organe vor Augen führen. Das klang dann so: ›Meine Bauchspeicheldrüse schmerzt.‹ ›Ich habe einen Druck hinter der Stirn!‹ ›Es ist, als hätte ich eine Eisenstange im Dickdarm!‹ ›Ich habe einen Knubbel im Bauch. Etwas steckt fest.‹ ›Ich verfaule noch von innen!‹ Dann: ›Es ist ein ganz wundes Gefühl hinter dem Brustbein, ein entsetzlicher roher Schmerz.‹ Wenn sie von diesem Schmerz sprach, nahm sie meist ein Kissen von der Couch und preßte es gegen das Brustbein wie eine Art Druckverband oder um etwas zu schützen. Oft hüllte sie sich mit den Worten ›Ich brauche eine zweite Haut‹ ganz in die bereitliegende Decke ein [...]. Sie unterschied gläsernen, hellen, rohen, schneidenden, grimmigen und tobenden Schmerz. Manchmal spürte sie ihren Körper als ›ein einziges Trommelfell‹, und ich konnte ahnen, daß in solchen Momenten das Anhören meiner Deutungen eine ganzkörperliche Tortur bedeutete. Sie sprach davon, daß ihre Gefühle ›im Körper versackt‹ seien. Oft war ihr Kehlkopf rauh, als liege ›ein stummer Schrei auf den Stimmbändern‹, oder sie beschrieb sich als Säugling ›mit offenen Fontanellen‹ und hielt dabei beide Hände auf den Kopf« (1995, S. 59f.).

Wir sehen also, dass diese Patientin eine Vielzahl an körperlichen Phänomenen und Symptomen hatte: psychosomatische, somatoforme, vielleicht, wenn wir mutig wie Ferenczi sind, konversionshysterische, solche auf borderlinehaftem, eventuell sogar psychotischem Niveau. Wenn wir die im letzten Absatz beschriebenen Klagen hören und in uns nachklingen lassen, ist aber auch an autistische und autistoide Kategorien zu denken, und zwar nicht nur, weil die Patientin selbst von einer zweiten Haut spricht, sondern weil die ganzen Beschreibungen eine autistische bzw. autistoide Anmutung haben.

Die Patientin von Jutta Gutwinski-Jeggle ist keine mit autistischen Störungen im engeren Sinne, aber die autistoide Einordnung steht meines Erachtens gleichberechtigt neben der konversionshysterischen oder borderline- oder psychosenahen. Diese Sichtweise wird durch Gutwinski-Jeggles Bemerkung unterstrichen: »In meiner Gegenübertragung war ich verwirrt, weil die Patientin unerreichbar für mich wurde, wenn sie meinen Worten nicht länger zuzuhören und statt dessen nur noch Ohren für ihren Körper (und manchmal meinen) zu haben schien. Ich hatte dann keine eigenen Empfindungen mehr, die ich als Anhaltspunkte dafür nehmen konnte, was sich zwischen uns abspielte. Meine Präkonzeptionen waren sozusagen zu leer, um sich mit den Botschaften der Patientin fruchtbar verbinden zu können« (ebd., S. 58). Vielleicht ist das Fehlen einer Präkonzeption genau der diagnostische Hinweis? Wir können das nicht entscheiden, de facto ist die Einordnung nur der Behandlerin möglich.

Ich möchte abschließend noch einige Selbstbeschreibungen von Betroffenen beisteuern, in denen deutlich wird, wie sie hypochondrische Krisen subjektiv erleben (vgl. Nissen, 2000, 2003, 2007; die Darstellungen sind Zitate aus Nissen, 2010). Alle waren von einer schweren monosymptomatischen Form der Erkrankung betroffen.

Eine Patientin berichtet, dass, wenn sie »erst einmal angefixt ist, mit der Angst, Brustkrebs zu haben«, es meist kein Halten mehr gibt: Pochend, zitternd, die Welt nicht mehr wahrnehmend, schließt sie sich auf der Toilette ein, im »suchthaften Rausch« der destruktiven Selbstuntersuchung ihre Brust »zerquetschend, bis endlich ein blutiges Sekret herauskommt«, das dann wieder und wieder untersucht wird. Familie und Freunde sind ausgeschlossen, klopfen an die Tür, bitten um Einlass, klingen für die Patientin aber wie aus einer anderen Welt, irreal, unwichtig. Solche akuten Zustände können Stunden andauern und schwerste agierende Formen annehmen, eine »perverse Orgie«, wie sie sagt, voller Angst und Erregung, setzen sich über Wochen weniger agitiert fort (etwa in Form von mehreren Arztbesuchen täglich), erschöpfen sich dann zwar, bleiben aber latent virulent.

Eine andere Patientin, die befürchtet, an der Haut zu erkranken, hat in ihrem Zimmer diverse Spiegel aufgestellt, um so, unterschiedliche Lichteinfälle und Perspektiven ausnutzend, die Hautstellen immer und immer wieder, Stunden um Stunden zu betrachten, die Realität nicht wahrnehmend, doch zugleich wissend, dass »die Zeit, die da verstreicht, mein Leben ist«. Zugleich wird hier das spürbar, was John Steiner eine »romantische Perversion« nennt.

Ein anderer Patient, mit großer Angst vor Hautkrebs, kann nur mit einem T-Shirt duschen, um auch ja keinen Blick auf die »kranke« Stelle zu erhaschen. Wenn es dann beim Einseifen doch passiert, überkommt ihn unter Umständen Panik. So ließ er einmal die Handbrause fallen, um sofort, es duldete keinen Aufschub, die Stelle zu untersuchen und zu vermessen, dabei durchaus realisierend, dass die Handbrause das Bad und den Flur unter Wasser setzte.

Ein weiterer Patient vergleicht sich mit einem Autisten: »Ich komme mir vor wie X. (der autistische Sohn eines Bekannten): Der rattert alle Züge und Fahrpläne runter, nur in *dieser* Welt ist er kaum zu erreichen, ich bin, wenn meine Krankheitsängste toben, nur bei meinem Organ, vielleicht sozial geschickter, ich antworte oberflächlich noch auf Fragen, aber in Wahrheit gar nicht so anders als X.«

In solchen schweren hypochondrischen Krisen wird sichtbar, dass die Betroffenen völlig vom Geschehen okkupiert sind, fast jeder Objektkontakt verloren geht. Bestenfalls funktionieren sie noch durch das »Einschalten des Autopiloten«, in dem sie häufig sozial sehr geschickt ihre Not verbergen und dem Alltagsgeschäft Genüge tun. In diesen monosymptomatischen Hypochondrien dominieren auch Todes- und Vernichtungsangst.

Zusammenfassende Bemerkungen zu den klinischen Beobachtungen

Es scheint nosologisch, diagnostisch und differenzialdiagnostisch kaum Übereinstimmungen zu geben zwischen den Ansätzen der hier referierten Autorinnen und Autoren. Viele der beschriebenen Symptome und klinischen Phänomene scheinen Hypochondrisches nur als Beimengung zuzulassen; es wird von konversionshysterischen, psychosomatischen, coenästhetischen, psychotischen, phobischen, zwanghaften, depressiven und somatischen Erscheinungen berichtet, in denen Krankheitsängste eine Rolle spielen. Nicht einmal von der affektiven Seite scheint es signifikante Überschneidungen zu geben. Zwar betonen viele Autoren die Angst als zentralsten Affekt, aber längst nicht alle. Viele erkennen den objektalen Rückzug, der »total« sein kann, anderen erscheint er als nicht wichtig oder als ein behandlungstechnisches Artefakt. Wie kann dieses Chaos zusammengehen mit der intuitiven Sicherheit, die sie alle haben, wenn sie von »Hypochondrie« sprechen?

Unsere resümierenden Überlegungen zur Theorie zusammengenommen mit Sándor Ferenczis Beobachtung, dass es eine Spannung zwischen der Hypochondrie und ihren übertragungsneurotischen Beimengungen gibt, könnten uns helfen, die Divergenz kohärenter werden zu lassen.

Wir hatten vermutet, dass bei der Hypochondrie traumatische Elemente, die je nach dynamischer Wirksamkeit auch die Objektbeziehungen stark färben können, eine entscheidende Rolle spielen. Je mehr diese Elemente in der Objektbeziehung integriert sind, desto weniger imponieren sie in ihren »rohen«, das heißt namenlosen Formen. Sie können dann in unterschiedlichen Symptomen verborgen sein, diese aber doch atmosphärisch konnotieren. Das heißt zum Beispiel: Ein Konversionssymptom kann dann, obwohl es diagnostisch und dynamisch als solches zu bewerten ist, unterschwellig doch hypochondrisch wirken.

Bei Kindern können wir, wie so häufig, dieses Phänomen klar erkennen. Ein Kind, das sich zu lange verlassen fühlte, kann kaum noch sagen, dass es traurig ist, weil die Eltern nicht da waren. Es wird aber vielleicht wütend sein, einen »Tick« zu wütend, sodass die Eltern aufhorchen. Hier wäre also die Trauer von der Wut »verschluckt«, in der sich aber auch das »Zuviel« als ein Spurenelement traumatischer Bedrohung versteckt. Ein anderes Kind kann nur noch davon sprechen, dass da böse Monster im Zimmer waren – hier dominieren schon offener Schrecken und Hilflosigkeit, die das Selbst bedrängten. Ein drittes Kind wird vielleicht, und damit das Herz der Eltern am meisten zuschnürend, nur noch stumm sein und keinen spontanen Kontakt mehr zu den Eltern aufnehmen. Hier könnte das traumatische Erleben »zu viel« geworden sein, auch wenn projektive Identifizierung noch eingesetzt wird. Also: Ein Verlassenheitssymptom, das überfordernd wurde, findet Unterschlupf in unterschiedlichsten qualitativen (symptomatischen) Ausformungen, die auch die Objektbeziehung sehr unterschiedlich prägen.

In einem solchen Modell wäre es nun möglich, ein Vielzahl der klinischen Phänomene und Symptome unterzubringen. Einmal sind in schwerer monosymptomatischer Hypochondrie noch depressive, phobische, hysterische etc. Merkmale zu entdecken, ein anderes Mal dominieren in weniger schweren Störungen differente klinische Bilder, in denen sich aber spürbar Hypochondrisches verbirgt. Wir müssen allerdings aufpassen, dass wir nicht künstlich und etwas »gewollt« Gemeinsamkeit suchen und zum Schluss herstellen, die so auf einem wissenschaftlich-diskursiven Level gar nicht vorhanden sind – wir kommen darauf zurück.

Psychogenetische Aspekte der Hypochondrie

In der Psychogenese der Hypochondrie herrscht kein so desperates Bild vor wie in den klinischen Beschreibungen; es sind auffällige Überschneidungen und Übereinstimmungen auszumachen – auch wenn dieses Bild dadurch Risse bekommt, dass die meisten Autorinnen und Autoren nur sehr allgemein Daten aufscheinen lassen und es kaum detaillierte Darstellungen von Beziehungen, Szenen und Atmosphären gibt. Ich werde im Folgenden nur kursorisch die zwar kargen, aber doch wichtigen Angaben referieren. Es ist sehr wichtig, alle Angaben als subjektive Wahrnehmungen der Betroffenen zu hören, diese nicht als objektive Angaben misszuverstehen, eventuell gar in unzulässige, einfache Kausalerklärungen zu verkehren (weil die Mutter …, deshalb …). Was »wirklich«, was »objektiv« gewesen ist, ist meist nicht sicher auszumachen (außer nachweisbarer Fakten wie frühe Trennungen), doch sind die Angaben im Psychoanalytischen von größter Wichtigkeit, da sie das Seelenleben abbilden und auch subjektiv Erlebtes, selbst wenn es in der erinnerten Form kaum gewesen ist, doch seelisch nachhaltig strukturbildend und dynamisch wirksam sein kann.

Einer von Herbert A. Rosenfelds Patienten weiß von seiner frühen Kindheit nicht viel (1989, S. 220). Wichtig ist, dass er bis zum zwölften Lebensjahr im Bett der Mutter schlief. Der Vater verlor sein ganzes Vermögen, mit der Folge, dass die Familie verarmte und in ein fremdes Land ziehen musste. Im 16. Lebensjahr floh die Familie aus Europa, um der Verfolgung durch die Nazis zu entgehen. In der Analyse spielt die beschädigte Mutter eine Rolle, von der er nicht wusste, ob sie »wirklich eine gute Mutter oder eine rachsüchtig verfolgende wäre; und er wußte auch nicht, was er mit seiner Unruhe anfangen sollte« (S. 224). In eine ähnliche Richtung könnte die Beobachtung Rosenfelds verweisen, dass der

Patient das Stillen nicht genießen konnte, »weil die ständig neidische Entwertung der Brust eine wirkliche orale Befriedigung verhindert hatte« (ebd., S. 228). Insgesamt lassen sich übergriffig-verführerische Strebungen neben einer frühen oralen Störung bei großer familiärer Unruhe vermuten.

David Rosenfelds Patient Pablo, dessen Familie Verfolgte des Nazi-Regimes war (»I remember that the young Nazis hit my mother and my brother for being Jewish«; 1984, S. 380), wurde von seinem Vater durch Flucht getrennt, als er vier Jahre alt war; und wiederum vier Jahre später verstarb der Vater. Seine Mutter starb, als er 18 Jahre alt war, sie durchlitt schwere Depressionen nach dem Tod ihres Mannes und wurde auch stationär untergebracht. Pablo war schon in früher Kindheit ein »enfant terrible«, im Kindergarten galt er als »rebellisch«.

Marilia Aisenstein und Alain Gibeault (1991) sehen bei ihrem Patienten folgende wichtige Lebensereignisse: »der Tod seines Vaters, der ebenfalls dem Krebs erlegen war und für den er sowohl Bewunderung als auch Enttäuschung empfunden hatte; der Tod seiner Mutter, die er immer als ›eine Frau mit eigener Ausstrahlung‹ erlebt und von der er kaum gute Erinnerungen zurückbehalten hatte; Erinnerungen an eine Kindheit, die vom Bankrott des Vaters vor seiner Geburt und vom Krieg belastet war, was dazu beitrug, dass er sich als ungewolltes Kind fühlte; und eine Erinnerung daran, dass man ihn als Baby in der Wiege schreien ließ und er von einem älteren Bruder getröstet wurde, was seiner Ansicht nach die Abwesenheit und Unzulänglichkeit seiner Mutter bestätigte. Diese Arbeit ermöglichte es ihm, in seiner Psychotherapie die historische Überdeterminierung seiner Magenschmerzen wiederzuentdecken. Als diese Symptome zurückkehrten, nachdem er zu einer Sitzung zu spät kam, verknüpfte er seine gegenwärtige Angst mit dem, was er als Kind erlebt hatte, wenn er sich von seiner Mutter trennte, um zur Schule zu gehen. Die Furcht, zu spät zu sein und dafür körperlich bestraft zu werden, hatte ihm ›Bauchkribbeln‹ gemacht« (ebd., S. 674).

Mathias Hirsch (2003) unterscheidet bei hypochondrischen Erkrankungen zwei Gruppen mütterlicher Persönlichkeiten bzw. mütterlichen Verhaltens: zum einen Mütter, die selbst chronisch oder hypochondrisch krank oder auch depressiv sind. Sie binden maligne ihre Kinder an sich und behindern mithilfe ihrer Krankheit via Schuldgefühle die Ablösung des Kindes. Das Kind muss sich anpassen und wird in eine Parentifizierung gezwungen. Aggressionen werden als gefährlich erlebt und gegen das eigene Selbst gerichtet, »die Identifikation führt zu hypochondrischen Todesängsten, die man auch als abgewehrte Todeswünsche gegen das Elternobjekt verstehen kann. Auf diese Weise kann das bewusste Bild des Mutterobjekts idealisiert bleiben« (ebd., S. 87). Zum anderen Mütter, die überfürsorglich und ständig übermäßig besorgt um die körperliche Gesundheit des Kindes sind. »Sie besetzen den Körper des Kindes und seine Funktionen, insbesondere verfolgen sie auch seine sexuellen Aktivitäten und Reifungsschritte genau« (ebd.). Hier handelt es sich nicht um Fürsorge, sondern um eine gewaltsame, manipulative Kontrolle, die auch sexualisiert wird.

Hirsch konstatiert, dass bei hypochondrischen Patientinnen und Patienten ein triangulierender Vater fast immer fehle.

In seinem Fallbeispiel der wissenschaftlichen Mitarbeiterin wird eine »schwierige« Mutter skizziert, die unsicher, aber doch arrogant und dominant wirkt. Er schreibt:

> »Sie galt immer als ›intelligentes Biest‹, sie wurde nicht sehr geliebt. Der Vater sei ein ›komischer Mensch‹, habe seine Prinzipien, stürze sich in die Arbeit, habe nie psychische Probleme und brauche niemanden. Beide Eltern seien ›superstreng und tierisch ordentlich‹, sie waren ziemlich jung, als die Mutter mit der Patientin schwanger wurde, sie ›mussten heiraten‹. Die Mutter kam mit dem Kleinkind nicht zurecht, es waren immer Kindermädchen da, sie betrachtete es als ihre ›Pflicht‹, die Kinder zu erziehen. Ein Bruder wurde geboren, als die Patientin vier Jahre alt war. Sie entwickelte in der Adoleszenz eine schwere Magersucht, die monatelange Klinikaufenthalte notwendig machte. Die Mutter war ständig um die Gesundheit der Kinder besorgt, ›machte Terror‹ mit ihren ständigen Ermahnungen, gesund zu essen, nicht zu viel zu essen, nicht zu wenig; Sport zu treiben, sich richtig zu kleiden, damit man sich nicht erkälte, vorsichtig zu sein, damit man keinen Unfall erleide; vielleicht hinge die Ess-Störung des Bruders damit zusammen […]. ›Meine Mutter mochte uns Kinder erst, als wir alt genug waren, eigene Gedanken auszusprechen.‹ Der Vater war nicht präsent,

> er entzog sich (sodass er keine triangulierende und wohl auch keine ödipale Vaterfigur sein konnte). Die Mutter erzählte der Patientin alle ihre Sorgen; der Vater verstehe sie ja nicht. Beide Eltern verstanden sich nicht, die Patientin musste jeweils übersetzen, was der andere meinte« (ebd., S. 82f.).

Ute Rupprecht-Schampera setzt den Neid in der frühen Mutter-Kind-Beziehung zentral, geht damit von einer schweren, frühen Störung aus. Sie stellt ihn in Zusammenhang mit einer kranken Mutter, sodass Vitalität und Expansion als bedrohlich erlebt und unterdrückt werden, häufig mit der Folge der Parentifizierung. Auch sieht sie in Fallbeschreibungen von Hypochondern, »dass diese Mütter ihre Erkrankung kontrollierend und erpresserisch eingesetzt hatten, es kann also bei ihnen durchaus auf das Vorhandensein von Neid und Hass auf das Kind geschlossen werden« (2003, S. 188). Sie geht ähnlich wie Hirsch ebenfalls von einer malignen überfürsorglich-ängstlichen Mutter aus. Diese Überfürsorge verschleiert einen abgewehrten »Neid- und Konkurrenzkampf«, der »aber in seiner Bedrohlichkeit ungeschmälert« bleibt (ebd., S. 202). Der Vater als triangulierender oder modifizierender Dritter war für die Betroffenen nicht verfügbar.

Auch Clifford Yorke sieht einen Grund der Hypochondrie in einem Fehlen angemessener mütterlicher oder elterlicher Fürsorge begründet, einen anderen in mütterlicher Überfürsorglichkeit. Auch Stimulierungen durch die Mutter bei der Körperpflege oder beim körperlichen Kontakt und im Spiel können, je nach Ausmaß, einen Grad und eine Intensität erreichen, dass die »hypothetischen Grenzen zwischen Erregung und Verführung sowie zwischen Verführung und Traumatisierung überschritten werden« (2003, S. 142).

Giovanna Di Ceglie konstatiert in ihren Fallbeispielen schlechte Mutter-Kind-Beziehungen; Frau A., die ihre Mutter hasste (2003, S. 272), wurde häufig bei Verwandten untergebracht, wenn ihre Eltern kostspielige Ferien machten, während sich der zweite vorgestellte Patient über seine Mutter beklagte, »dass sie ihm sehr kritisch gegenüberstehe und ihn ›überprüfe‹, als sei er ein Untersuchungsgegenstand« (ebd., S. 275).

Helmut Riedell-Heger, der ausführlich einen bedrückenden Fall schildert, analysierte eine 46-jährige Patientin mit der Überzeugung, von einer unheilbaren Krankheit befallen zu sein. »Als sie vier Jahre alt war, wurde der Vater eingezogen, seit 1945 galt er als vermisst. Sie sei als ein lebhaftes und fantasievolles Kind Liebling des Vaters gewesen. Die Mutter habe ihre Spiele ignoriert, oft wurde sie geschlagen und in den Keller gesperrt. Jede Erwähnung des Vaters wurde von der Mutter hart bestraft. Nachdem dieser 1948 für tot erklärt worden war, legte die Mutter sich ohne organischen Befund teilnahmslos ins Bett und verstarb nach sechs Jahren an den Folgen der Bettlägerigkeit. Vom 12. bis zum 15. Lebensjahr pflegte die Patientin fast alleine die Mutter und verbrachte die Zeit nach der Schule an deren Bett. Ein halbes Jahr vor dem Abitur verließ sie trotz sehr guter Leistungen die Schule und heiratete kurz darauf« (2003, S. 315f.).

Die Mutter von Thomas Müllers Patientin litt unter wiederkehrenden paranoid-halluzinatorischen Dekompensationen und erinnerte dunkel Besuche bei der Mutter in der Psychiatrie. Während der Pubertät der Patientin verstarb die Mutter an Krebs. Sie wurde im ersten Lebensjahr von einer Schwester der Mutter betreut (2003, S. 367). Der Vater könnte kriegstraumatisiert gewesen sein und neigte immer wieder zu tagelangem Rückzugsverhalten. Später bekam er Alkoholprobleme und belastete die Patientin mit seinen Kriegserlebnissen. Müller vermutet, »dass die Patientin als kleines Kind sich als Containing-Objekt intensiver mütterlicher projektiver Identifikationen gebraucht fühlte [...], ein Erleben, das durch die Erkrankung beider Eltern noch begünstigt worden sein dürfte. Diese Erfahrungen bedeuteten eine Überschreitung der Generationsgrenzen und Umkehrung der Generationenfolge« (S. 380f.).

Jutta Gutwinski-Jeggle sieht bei ihrer Patientin, Frau A., »eine Inkompatibilität zwischen Mutter und Kind, die als weitreichende Folge die Vernichtung jeglicher Aussicht auf Entwicklung hatte«. Sie war das älteste von fünf Kindern, zwei folgten im Einjahresabstand. Der Vater war im Krieg: »Er [...] war für die Patientin erst dann real in Erscheinung getreten, als sie sechs Jahre alt war – als gebrochener und depressiver Mann. Die zwei jüngeren Brüder waren nach dem Krieg auf die Welt gekommen; sie waren zwölf bzw. 14 Jahre jünger als sie. Die Patientin, die ihre Mutter frühzeitig mit Geschwistern teilen musste, malte ein Bild von sich als eine Frau, die ständig überlastet und immer damit beschäftigt war, von den Kindern so weit wie möglich ›ihre Ruhe‹ zu haben. Keines der Kinder hatte jemals genug Raum gehabt, weder äußerlich noch innerlich« (1997, S. 56).

Grob lassen sich all diese Daten, von denen die Autorinnen und Autoren berichten, so zusammenfassen, dass es frühe Trennungstraumatisierungen gegeben hat und dass frühe Mutter-Kind-Beziehungsstörungen auszumachen sind, in denen die Mutter ihr Kind ablehnte oder erhebliche Probleme hatte, sich seelisch und interpsychisch auf ihr Kind einzustellen. Der Vater war häufig nicht präsent, versagte fast immer als Primärobjekt und in seiner Position des Dritten. Öfter erwähnt werden auch maligne Überfürsorglichkeit (wobei diese meist als Abwehr einer grundlegenden Ablehnung des Kindes begriffen wird), Krankheit der Mutter sowie bei vielen Autoren auch Überstimulierung und Sexualisierung. Die Mutter scheint sich – im Erleben der Patientinnen und Patienten – seelisch nicht auf ihr Kind ausgerichtet zu haben, ein Mangel an primärer Mütterlichkeit wurde wahrgenommen. Wenn wir die theoretischen Ausführungen mit heranziehen, scheinen die Mütter nicht ausreichend »contained« und Präpsychisches nicht ausreichend mit psychischer Qualität ausgestattet zu haben. Viele Autoren sehen, so würde ich die Ergebnisse und Diskussionen zusammenfassen, die frühesten Beziehungen als kumulativ traumatisch an.

Meine eigenen Beobachtungen decken sich zum Teil mit denen der Kolleginnen und Kollegen, auch wenn ich kaum eigene Krankheit der Mutter registrieren konnte.

Bei den hypochondrischen Patientinnen und Patienten meiner therapeutischen Praxis gab es psychogenetisch folgende Merkmale, die sich auffällig überschneiden (vgl. Nissen, 2000): Viele Patienten berichten von Müttern, die scheinbar punktuell zu tiefer Einfühlung in der Lage sind (die sich aber manchmal relativierte, da sie narzisstisch oder aus Schuldgefühlen motiviert erschien), sich dann aber unvorhersehbar und abrupt aus dem Kontakt entfernten, so als könnten sie die entstehende Intimität nicht aushalten. Wenn Patienten solche Szenen schildern, entsteht in der Übertragung häufig eine Atmosphäre von beschämter Blöße und Verwirrung. Neben diesen abrupten seelischen Abbrüchen haben die meisten Patienten reale Trennungen von ihren Müttern erfahren, die als traumatisch zu bewerten sind (etwa hat eine

Patientin ihre Mutter in den ersten drei Lebensjahren mehr als eineinhalb Jahre nicht gesehen), oder die Mütter waren psychisch nicht erreichbar, da zum Beispiel Medikamenten- oder Alkoholabusus vorlag – hier könnte die von den Autoren erwähnte eigene Krankheit einsortiert werden: Eigene Krankheit verhindert ein interpsychisches Beim-anderen-Sein. Zugleich erlebten viele Patienten ihre Mütter überzärtlich oder überbesorgt, ein Verhalten, das sich bis in Grenzverletzungen steigerte, in dem die Zärtlichkeit erotisiert, schließlich fast sexualisiert erlebt wurde und sich die Patienten »versteiften« (»Die [Mutter] streichelte mich, das wurde immer intimer, das wurde mir zu viel, mein ganzer Körper verhärtete sich«) oder aber in dem eine Überfürsorglichkeit pervertierte Züge annahm (»Meine Mutter roch immer, auch als ich schon größer war, an meinem Po«). Die Mütter jedoch haben die Abwehrhaltung ihrer Kinder nicht wahrgenommen.

Sexuelle Involvierungen spielen fast immer eine Rolle: Die Mütter legten detailliert Sexuelles dar, beschwerten sich über den »perversen« Vater (»zeigte mir die Pornobilder, die sie bei meinem Vater gefunden hatte«) oder schützten ihre Kinder nicht vor der eigenen Sexualität (Zulassen des Belauschens oder Beobachtens elterlicher Sexualität (der Urszene). Häufig wird auch berichtet, dass Mütter ihre Kinder als Container für die eigenen Ängste oder Probleme benutzten (»Wenn die Mutter Angst hatte, kam sie mir immer so nah und legte ihre Hand auf mich, da floss die Angst richtig rüber zu mir«). Die meisten wurden von den Müttern massiv entwertet. Wichtig scheint mir, dass die Väter von fast allen Patienten als seelisch abwesend dargestellt werden, häufig waren sie real nicht »da« (berufs- oder kriegsbedingt etc.). Anwesend wurden sie als schwach erlebt, keine eigene Beziehung erzeugend, aber im Unterschied zu den Müttern auch keine Grenzen verletzend.

Wenn wir die Berichte schwerer hypochondrischer Erkrankungen abgleichen mit Schilderungen in der Literatur zur Perversion, fallen psychogenetische Ähnlichkeiten ins Auge: Die Erotisierung und Sexualisierung von Beziehung, Zärtlichkeit und Intimität, die schließlich in perverse Formen führt; die verheerenden Folgen der Schwäche bzw. Abwesenheit des väterlichen Objekts; die Auswirkungen der nicht ausreichenden Konzeptualisierungen der »facts of life« (oder Urfantasien) auf die Betreffenden, zum Beispiel bei verführender oder gar intrusiver Intimität die nicht ausreichende Konzeptualisierung der Brust, die der Geschlechter- und Generationengrenzen und der ödipalen Wirklichkeiten.

Das folgende Zitat aus einer Behandlung zeigt noch einmal, wie intrusiv die Patienten ihre Mütter erleben und wie ähnlich diese Darstellungen denen mit perverser Symptomatik sind: »Ich hasse meine Mutter. Immer wenn ich komme, kommt sie mit ihrer Scheiße, hat sich wieder getrennt vom Freund oder Sex, die saugt mich völlig in sich rein, hab das Gefühl, sitz richtig in der drin in ihrer Kacke, mich gibt es dann nicht, nicht mich, nicht meine Familie, nicht meine Probleme, von Beziehung gar nicht zu sprechen. Und ich komm da nicht raus, bin gelähmt starr, zugleich zerfetzend wütend, könnte mir Gewalt antun. Alles dann auch immer sexuell.«

Eine weitere Beobachtung, die auf eine Parallele zur Perversion hinweist, sei erwähnt: Einige der schwer hypochondrisch erkrankten Menschen sind phasenweise von perversen Fantasien vollständig okkupiert oder entwickeln manifest perverse Symptome, die zwar nie in eine dauerhafte sexuelle Perversion führen, aber in jenen Zeiten, in denen die Patienten von Fantasien oder angstvollen Umsetzungen beherrscht werden, zu einem völligen Verschwinden der Hypochondrie führen können.

Allerdings werden solche perversen Erregungen von großer Angst begleitet. So hatte zum Beispiel ein ehemaliger Hochleistungssportler, der unter schwerer Lungenkrebsangst litt, einen sadomasochistischen Transvestismus entwickelt (er verkleidete sich heimlich als Domina), der, wenn er ihn in Beschlag nahm, ihn so okkupierte, dass er seelisch über Tage oder Wochen vollständig in dieses Tun involviert war; hypochondrische Ängste waren ihm in solchen Phasen völlig gleichgültig. Nur die Angst, bei seinen Verkleidungen überrascht zu werden, nahm für ihn die Qualität sozialer und seelischer Vernichtung an.

Zusammenfassende Bemerkungen zur Psychogenese

In den psychogenetischen Merkmalen lässt sich eine gewisse Konvergenz feststellen, die wir wie folgt komprimieren könnten: Es scheint (im Erleben, häufig aber auch durch harte Fakten untermauert) frühe Trennungsüberforderungen von den mütterlichen Objekten gegeben zu haben, die zumindest traumatisch bedrohlich geworden sind. Diese Trennungen können reale Abwesenheiten umfassen, aber auch abwesende Objekte bei physischer Anwesenheit, also psychischer Abwesenheit. Punktuelle Anwesenheit schuf dagegen wenig Sicherheit, da die Mütter Innigkeit häufig abrupt beendeten, was zur nachhaltigen Objektunsicherheit beitrug. Es werden häufig Übererregungen geschildert, sehr oft auch sexueller Art. Auch hier müssen wir konstatieren, dass es Indizien gibt, die reale sexuelle Grenzdehnungen nicht ausschließen, auch wenn wir bedenken müssen, dass die traumatischen Trennungsüberforderungen fast immer mit Erregungsüberflutungen einhergehen, die dann von den Betroffenen zum Selbstschutz sexualisiert werden und vorzeitig auch auf genitale Bereiche übergreifen (diesen Aspekt hat Herbert A. Rosenfeld klinisch brillant beschrieben). Sie persistieren dann in der Okkupation mit perversen Fantasien.

Fast völlige Übereinstimmung gibt es auch beim Versagen des väterlichen Objekts: Der Vater war weder als haltendes, containendes Primärobjekt noch als drittes (frühödipales oder modifizierendes) Objekt existent. Auch hier liegen bedrückende Fakten vor, die die Objektivität dieser Befunde nahelegen.

Das Traumatische und die Hypochondrie – Versuch einer Konzeptualisierung

Es mag nach den bisherigen Ergebnissen vermessen erscheinen, eine eigene Konzeptualisierung der Hypochondrie zu wagen. Und es wäre in der Tat überheblich, mit einem solchen Anspruch anzutreten; und davor soll mich das Wort »Versuch« schützen. Dennoch möchte ich einen Entwurf zur Diskussion stellen, zurückgehend auf Freuds Konzept der Aktualneurose sowie ihrer Neuinterpretation durch Madeleine und Willy Baranger und Jorge M. Mom (1988).

Zunächst müssen wir uns fragen, was das Gemeinsame in den divergierenden Ergebnissen sein könnte. Die zu Beginn dieses Buches vorgestellten Konzepte konvergieren am ehesten in folgenden Aspekten:

- die Hypochondrie wird als aktuales und ahistorisches Geschehen begriffen;
- es wird ein Versagen der Projektion und/oder des containenden Objekts postuliert;
- es wird eine basale Bedrohung des Selbst angenommen;
- die meisten sehen schwerwiegende Störungen in der Objektbeziehung oder der Übertragung, vermuten auch Störungen der Symbolisierungsfähigkeit;
- eine maligne Introjektbildung wird postuliert;
- der Körper, den einige für das erste Objekt halten, wird zum äußeren Objekt, womit die Differenz Soma versus Körper relevant wird;
- die Empfindungsebene des Körperlichen, deren Fehlinterpretation und zwanghafte Selbstbeobachtung wird betont;
- das Verhältnis präpsychisch–psychisch spielt eine Rolle.

Trotz dieser postulierten Konvergenz müssen wir selbstkritisch festhalten, dass auf einer faktischen Ebene signifikante Überschneidungen, in denen sich alle Ansätze treffen, überschaubar bleiben. Sowohl die Symptombeschreibungen, die theoretischen Konzepte und die affektiven Bestimmungen wie auch die objektalen Beziehungen werden zum Teil sehr unterschiedlich gefasst. Die Qualifizierung der zentralen Elemente wie auch die Wandlung von Prä-Konzeptionen in Konzeptionen wird sehr unterschiedlich begriffen. Lediglich psychogenetisch gibt es bemerkenswerte Überschneidungen.

Aber es muss etwas Gemeinsames geben, denn sonst hätten nicht alle Suchenden von »Hypochondrie« gesprochen – bedenken wir, wir haben es mit klinisch und theoretisch ausgewiesenen Fachleuten zu tun. Wäre es vielleicht gar möglich, die Divergenz nicht nur als Misslingen zu fassen, sondern als Vorteil zu nutzen?

Hypochondrische Ausdrucksweisen als Sprachspiele

Die Heftigkeit, mit der die Auseinandersetzungen geführt werden, könnte eventuell ihren Grund darin haben, dass die Konzepte als Theorien und nicht als Modelle gefasst werden. Ich kann an dieser Stelle nicht auf die Unterschiede zwischen Theorie und Modell eingehen, die in den philosophischen Debatten des neuen Realismus ausführlich diskutiert werden (siehe diverse Arbeiten von Bailer-Jones, etwa 2002, auf die ich mich im Folgenden primär beziehe), möchte aber in aller Kürze wenige Aspekte vermitteln.

Modelle werden als heuristische und hypothetische Konstrukte verstanden, die streng genommen (sic!) weder wahr noch falsch sind und die empirische Wirklichkeit nicht beschreiben. Modelle sind ungenau, inkonsistent und aspekthaft, das heißt, sie vereinfachen und sind nur *annähernd* gültig (zum Beispiel werden bei der Modellierung der Umlaufbahn der Erde um die Sonne andere Planeten nicht berücksichtigt), sie stehen im Widerspruch zu anderen Modellen oder Tatsachen (so steht das Bohr'sche Atommodell im Widerspruch zum Energieerhaltungssatz) und sie wählen nur einzelne Aspekte aus (mal wird Wasser als ideale Flüssigkeit begriffen, etwa im Modell eines Rohrsystems, mal aus diskreten Teilchen bestehend wie bei der Diffusion von Tinte im Wasser) (alle Beispiele aus Bailer-Jones, 2002). Dennoch können sie sich, so argumentiert unter anderem Daniela M. Bailer-Jones, auf die empirische Welt beziehen.

Wenn wir diese Idee nun auf die Psychoanalyse transponieren, könnten wir zum Beispiel das Herbert A. Rosenfeld'sche Konzept der narzisstischen Organisation als Mafia-Gang weniger als Theorie, sondern eher als ein Modell fassen, das – ungenau, inkonsistent und aspekthaft – auf hypochondrische Wirklichkeit zu beziehen ist. Wir hätten dann eine wissenschaftstheoretische und methodologische Begründung, die Divergenzen als unterschiedliche Beschreibungen psychischer, eben hypochondrischer Realität zu begreifen, ohne einem Eklektizismus oder gar einer Beliebigkeit anheimzufallen.

Also: Wir haben es mit unterschiedlichen Modellen zu tun, die die hypochondrische Wirklichkeit aus diversen Perspektiven aspekthaft, ungenau und auch inkonsistent beschreiben.

Auch ein gänzlich anderer methodischer Zugang könnte uns bei den Divergenzen helfen, nämlich Ludwig Wittgensteins Vorgehen, die Welt aus einem unvoreingenommenen Schauen zu verstehen: Um aus der Gefangenschaft einer Sackgasse – Wittgenstein spricht von der Gefangenschaft eines Bildes (1984, §115) – herauszukommen, sollen wir schauen: »Betrachte zum Beispiel einmal die Vorgänge, die wir ›Spiele‹ nennen. Ich meine Brettspiele, Kartenspiele, Ballspiele, Kampfspiele, usw. Was ist allen gemeinsam? – Sag nicht: ›Es muß ihnen etwas gemeinsam sein, sonst hießen sie nicht ›Spiele‹‹ – sondern *schau*, ob ihnen *allen* etwas gemeinsam ist. – Denn wenn du sie anschaust, wirst du zwar nicht etwas sehen, was allen gemeinsam ist, aber du wirst Ähnlichkeiten, Verwandtschaften, sehen, und zwar eine ganze Reihe. Wie gesagt: denk nicht, sondern schau!« (ebd., §66). Diese Ähnlichkeiten charakterisiert er mit dem Wort »Familienähnlichkeiten«, so wie die Mitglieder einer Familie Ähnlichkeiten haben (§67). Das heißt, es muss keine allgemeinen Merkmale geben, die für alle Spiele (und somit auch Sprachspiele) gelten, Spiele bilden eine *Familie*. Damit wird klar, dass Begriffe unscharf sein und mit paradigmatischen Anwendungen korrespondieren können. Zugleich wird mit diesem neuen Sprachspielkosmos die Rede über intentional-emotionale Zustände möglich (siehe Teil II seiner *Philosophischen Untersuchungen*). Wittgensteins sprachanalytischen Überlegungen zeigten auch, dass man die

Untersuchung nicht auf das Verhältnis Forscher – Gegenstand reduzieren kann. Zu fragen ist auch, wie sich zwei Subjekte darüber verständigen können, dass sie über denselben Gegenstand sprechen.

Damit erscheint die Frage, was im Hypochondrischen als »familiäre Gemeinsamkeit« intuitiv erfasst wird, im neuen Licht. Die Intuition mag zwar vielen als wissenschaftlich unzulässiges Instrument erscheinen. Das ist sie aber genauso wenig wie die Evidenz – beides sind Mittel bei der Entwicklung von Hypothesen (zur kritischen Reflexion vgl. Popper, 1976, S. 6; Toulmin, 1979, S. 603; Nissen, 2012). Die Intuition ist das (häufig lange unbewusste) Erspüren einer Richtung im Dunkeln, das ahnende Wissen, dass es da etwas gibt. Albert Einstein sagte in seiner Rede zu Max Plancks 60. Geburtstag: »Zu diesen elementaren Gesetzen führt kein logischer Weg, sondern nur die auf Einfühlung in die Erfahrung sich stützende Intuition.« Dieser Satz wird heute unter anderem so interpretiert, dass es bei dieser Form der Intuition um ein Einswerden mit dem Gegenstand geht (eine Auffassung, die übrigens Bions Konzept vom Einssein sehr nahe kommt; siehe auch Bions Bemerkungen zur Intuition und zum Intuieren, zum Beispiel 1970).

Zur aktualneurotischen Dimension der Hypochondrie

Intuieren wir in der Divergenz das Gemeinsame und schauen uns Freuds Begriff der Aktualneurose im Kontext der Hypochondrie erneut an. Wie schon gesagt, bezeichnet der Begriff »Aktualneurose« Zustände somatischer und aktueller Verursachung, deren Ursprünge nicht primär in seelischen Konflikten zu suchen sind. Ferner spricht Freud von einer Stauung der Ich-Libido, die nicht auf die Objekte in der Fantasie gerichtet werden.

R. Horacio Etchegoyen (2000) hat in seinen Reflexionen zur Arbeit *Zur Einführung des Narzißmus* eine überzeugende Interpretation geliefert, die ich knapp referieren möchte:

> Etchegoyen setzt Freuds Paraphrenie mit der Schizophrenie gleich und legt dar, dass sich diese nach Freud durch zwei Merkmale auszeichnet: mangelndes Interesse an der Außen-

welt und Größenwahn (S. 87). Die Hypochondrie operiert nun mit narzisstischer Libido, nicht wie die anderen Aktualneurosen (Angstneurose und Neurasthenie) mit Objektlibido. Diese den Objekten der realen Welt entzogene Libido wird dem Ich zugeführt und ins Narzisstische gewandelt. Sie kann sich nicht den Objekten der Fantasie zuwenden, sondern führt in den Größenwahn. Das ist für Freud eine innerseelische Verarbeitung. »Mit anderen Worten, der Größenwahn ist für die Ich-Libido das, was die Introversion für die Objektlibido ist; versagen diese, kommt es jeweils zu Hypochondrie oder Angst« (S. 96). Versagt die Lösung des Größenwahns in der Paraphrenie, kommt es zu dem Versuch, die Libido erneut an Objekte zu heften, die aber, da die narzisstische Welt vorherrscht, sich sehr von den ursprünglichen menschlichen Objekten unterscheiden. Sie richtet sich auf den Körper, auf einzelne Organe, die so einer »erogenen Zone« ähnlich werden.

Soweit meine Interpretation von Etchegoyens Freud-Interpretation, die uns vielleicht hilft, folgende Fragen zu beantworten: Was sind Zustände einer aktualen Verursachung? Was ist unter »Stauung« zu verstehen? Warum richtet sich die Libido nicht zurück zu menschlichen Objekten?

Traumatisierende Hintergründe

Sigmund Freud hat diese Fragen noch sehr somatisch-sexuell beantwortet und bekam vielleicht deshalb nicht ausreichend in den Blick, dass Stauungen voller aktualer Erregung mit einem ganz anderen Präsenzbegriff gedacht werden könnten. Allerdings existierte damals noch kein Traumakonzept. Traumatisches Erleben bleibt nämlich präsent, kann nicht verarbeitet und nicht Vergangenheit werden. Madeleine und Willy Baranger und Jorge M. Mom (1988) untersuchen genau diesen Aspekt und kommen zu ihren fundamental wichtigen Ergebnissen, die einen paradigmatischen Wandel einläuteten: »Das, was an der Neurose ›aktuell‹ ist, ist nicht biologisch, sondern es ist die undurchdringliche Wand im Innern des Subjekts, die sich der Historisierung einiger Bereiche seiner Existenz widersetzt. Es ist das, was vom reinen Trauma in ihm zurückbleiben kann, präsent und nicht integrierbar« (ebd., S. 125).

Traumatische Erlebnisse sind *keine* seelischen Konflikte (auch wenn sie zu heftigen seelischen Konflikten führen können); sie bleiben also immer drückend aktual. Die Unterbrechung psychischer Bedeutungsgebung und Elementbildung zwingt zu einer anderen Encodierung, nämlich im Bereich der somatischen und sensorischen Empfindungen, und zwingt zugleich zu Einkapselungsprozessen, die aber häufig konkret empfunden werden. Schwer hypochondrisch erkrankte Patienten erspüren diese Einkapselung und assoziieren sie fast konkretistisch als eine »Kapsel«, einen »Spannungskern«, tief »im Leibesinneren sitzend«, immer »pochend«, »pulsierend«, die sich jederzeit und zum Teil blitzschnell über die ganze Seele und den ganzen Körper ausdehnen und das Selbst vernichtend bedrohen kann. Diese Kerne sind hochgradig wirksam und permanent virulent, unidirektional ausstrahlend, üben aber zugleich einen Sog aus.

Mit dieser Interpretation haben wir uns vom Triebbegriff gelöst, doch Freuds und Etchegoyens Überlegungen helfen uns weiter: Das Selbst hat es zwar nicht mit narzisstischen Triebquantitäten zu tun, aber eben doch mit traumatischen Erregungsmengen, die freigesetzt (ebenso wie die narzisstischen) nicht zu Objekten geleitet werden können, sondern eher wie freie Radikale das gesamte System bedrohen. Traumatische Erregungen werden also häufig eingekapselt und imponieren dann so körpernah.

Wenn nun solche somatisch-encodierten, eingekapselten Inhalte die Staumauer durchbrechen und freigesetzt werden, ist das Traumatische wieder präsent, aktual als überflutende Erregung und das Selbst erneut bedrohend. Da es sich nicht um seelische Qualitäten handelt, können sie nicht strukturell gebunden werden, das heißt in gebildete Vorstellungen, Fantasien und Konzeptionen integriert werden; im Gegenteil, sie drohen die relationalen Verbindungen in diesen Komplexen zu zerstören. Mit Freuds Worten: Sie können nicht auf die Objekte in der Fantasie gerichtet werden. Damit ist ein höchster Gefahrenzustand erreicht, eine todestriebhafte Entfaltung (vgl. Baranger et al., 1988), die aber nicht konstruktiv wirkt (vgl. Danckwardt, 2014), also im Sinne einer notwendigen regressiven Bewegung hin zum Paranoid-Schizoiden im ps-d-Rhythmus (also dem Rhythmus, in dem Strukturen und Relationen zusammengefügt und wieder gelöst werden, um schließlich überdauernder zu werden), sondern wirklich in Unintegriertheit und Auflösung enden könnte. Das Selbst muss also alles tun, um dieser Gefahr Herr zu werden. Die Verschiebung ins hypochondrische Organ könnte so eine Lösung sein. Das Organ, der Körper wird damit zu einem äußeren Objekt (das aber wie bei Freud kein menschlicher Container ist) und ist zugleich eine Ersatzkapsel. Damit wird klar, dass die hypochondrische Lösung eine Restitutionsmaßnahme ist.

Für Freud (1914, S. 151) liegt der erste Restitutionsversuch in dem Größenwahn, erst mit dem Versagen dieser Leistung kommt die Hypochondrie zum Zuge (siehe diverse Arbeiten in Rotmann et al., 2000; auch Sandler et al., 2000, S. 11). Auch Herbert A. Rosenfeld, Hanna Segal, David Bell und andere sehen Korrelationen zu psychotischen bzw. schizophrenen Prozessen.

Wir könnten nun sagen, dass zu Freuds Zeiten die Unterscheidung zwischen Unintegriertheit und Desintegration noch nicht entwickelt war. Psychotische Prozesse ordnen wir heute eher desintegrativen Dynamiken zu, in denen es zum Zerfall psychischer Gebilde kommt und schnelle Neubildungen zur Rettung erfolgen, in denen zerstörte und noch intakte Strukturen ad hoc verbacken, verclustert werden und zum Beispiel zu wahnhaften und halluzinatorischen Formen führen. Unintegriertheit wird heute eher mit traumatischen und autistischen oder autistoiden Zuständen verbunden.

Wie konnte das Desintegrative und Unintegrierte verbunden sein? Freuds Gespür und Rosenfelds klinische Kunst zugrunde legend, könnte folgende Idee hilfreich sein: Die Freisetzung des Traumatischen greift stabile Strukturen an, es kommt damit passager zu desintegrativen Prozessen, die momenthaft psychotische Qualität haben können. Könnte die freigesetzte Erregungsmenge in psychotischen Bildungen gebunden werden, wäre die Gefahr einer unintegrierten Auflösung gebannt. Versagt diese Lösung, setzt eine weitere maligne Regression in Richtung Unintegriertheit ein, die dann im hypochondrischen Organ gebannt wird. Doch dann wäre, und hier gerate ich in Widerspruch zu Rosenfeld, die Hypochondrie nicht eine Abwehr gegen die Schizophrenie, sondern ein Versagen einer psychotischen Restitution und eine Abwehr gegen die Auflösung des Selbst.

Nun gerate ich aber nicht nur mit Rosenfeld in Konflikt, sondern mit allen Kolleginnen und Kollegen, die empört rufen: Jetzt wird die Hypochondrie zu einer der schwersten Störungen überhaupt gemacht! Das stimmt aber nicht; denn es geht hier um das Selbsterleben (intrapsychische Dynamik!) und nicht um eine nosologische oder psychiatrische Kategorisierung. Im Erleben des Selbst ist eine traumatische Freisetzung eine Katastrophe in Präsenz – und da hört jeder Spaß auf. Aber nicht jeder, der eine traumatische Einkapselung hat, ist psychisch in seiner Gesamtpersönlichkeit schwer gestört.

Psychogenetisches Bedingungsgefüge

Wir müssen zunächst versuchen, das Traumatische näher zu bestimmen, denn es kann sich nicht um ein »beliebiges« Trauma wie einen Flugzeugabsturz o.Ä. handeln. Menschen, die solche Traumata zu tragen haben, erkranken meist nicht hypochondrisch, andere, die kumulative Traumata (sexueller Missbrauch in Kindheit) erlitten haben, zeigen zum Beispiel häufig psychosomatische Symptome. Gibt es spezifische Traumalinien, die im Hypochondrischen münden? Wenn ja, welche?

So wie die Frage hier gestellt ist, können wir die Antwort vorwegnehmen: Nein, so etwas werden wir nicht finden; das würde allen Ergebnissen, die wir zu komplexen Systemen haben, und die Psyche ist ein solches System, widersprechen. Aber wir können nach einem Erleben suchen, das mit der hypochondrischen Dynamik korrespondiert. Das könnte in der veränderten Objektbeziehung zu finden sein, die Freud mit seiner Wandlung ins Narzisstische und der Abwendung von der Außenwelt auch schon postulierte.

Kommen wir daher zurück zu den psychogenetischen Gemeinsamkeiten, insbesondere die erlebte schwere Störung in der frühen Beziehung zur Mutter. Wir erinnern uns: maligne Trennungserfahrungen, plötzliche Kontaktabbrüche, Neid, eigene Krankheit oder seelische Gefangenschaft der Mutter, Grenzverletzungen, intrusives Verhalten, zu große Erregungsmengen etc. bei einem häufig abwesenden Vater. Wichtig ist nun, eine Idee zu bekommen, wie ein kleines Kind, ein Säugling gar, innerpsychisch diese Störungen erleben könnte – an dieser Stelle wird deutlich, dass auch im Kind die Quelle der Beziehungsstörung liegen kann, beispielsweise konstitutioneller Neid, Frustrationsintoleranz, autistische Anlagen etc., oder dass die Fehlentwicklung in Dispositionen auf beide Seiten zu suchen ist. Ich habe an anderer Stelle versucht, dieses Undenkbare zu beschreiben (Nissen, 2014, 2014a), wir müssen aber zunächst einige metapsychologische Spekulationen vorwegnehmen:

Paraphrasieren wir die Welt des Säuglings, was schon nicht einfach ist: Er erwartet die Mutter, bzw. in seiner Welt: die Brust. Das ist eine Beziehung, in der er sich bedingungslos angenommen fühlt. Die Mutter kommt und stillt ihn. Dieses Moment der Realisierung ist ein Präsenzmoment (siehe auch Sterns Begriff des Gegenwartsmoments, 2005). Streng genommen werden in diesem Moment erst Mutter und Säugling: Die Mutter entwickelt das Containende, der Säugling scheidet das zu Containende aus (»container-contained«). Damit werden Erregungszustände des Körperlichen qualifiziert, also zum Beispiel Ausscheidungen, Hunger und lustvolles Gestilltwerden. Aus der Urfantasie einer Mutter-Kind-Begegnung (Analytiker sprechen unpräzise von der Urfantasie oder der Präkonzeption »Brust«, die aber als die Begegnung in einer Beziehung zu verstehen ist) bildet sich eine Konzeption. In der Konzeption finden die Elemente relationiert zueinander ihren Platz, die, so verbunden, die Konzeption sichern. Hier werden seelische Nuklei (Gedanken) gebildet, die in der Anwesenheit des Objekts bestehen bleiben und existieren können.

Sehr wichtig ist, dass im Moment der Präsenz das, was werden soll, dem Mutter-Kind-Paar als vom Paar Erschaffenes, aber doch als unabhängig Drittes entgegentritt. Diesem Moment des Einsseins ist das Dyadische und Triadische inhärent. Die Mutter mit ihrem entwickelten psychischen Apparat vermag dieses Dritte zu benennen. Aus dieser Figur entsteht benigne Abhängigkeit, da das Dritte, das Väterliche, existent ist. Die Abhängigkeit ist benigne, da das Dritte katalytisch wirkt und Eigenständigkeit und Getrenntheit aufscheinen lässt. Diese komplexe seelische Erfahrung bildet eine Erinnerungsspur, die aber noch nicht dem Denken zur Verfügung steht. Dazu muss der Gedanke die Abwesenheit des Objekts überdauern, das heißt, es muss sich ein Apparat zum Denken der Gedanken entwickeln.

Interessanterweise differenziert Bion (1963) zwischen »Störungen in der Entwicklung von Gedanken selbst« und »Störungen in der Entwicklung des Apparats, der sich mit Gedanken beschäftigt« (S. 61). Damit werden auch zwei »Denk-Begriffe« notwendig: Er unterscheidet »ein primitives ›Denken‹, das bei der Entwicklung des Denkvermögens aktiv ist, von dem Denken [...], das für die Verwendung von Gedanken erforderlich ist. Das Denken, das bei der Entwicklung von Gedanken angewandt wird, unterscheidet sich von dem Denken, das erforderlich ist, um Gedanken zu verwenden, wenn sie bereits entwickelt sind« (S. 66f.; auch S. 76).

Ebenso finden sich Überschneidungen mit Ogden. Er begreift das Werden unter Rückgriff auf Hegels Dialektik (1994, S. 98ff.): Da sowohl der Projizierende als auch der Rezipient in ihrer Subjektivität partiell und temporär negiert werden, also Ich und Nicht-Ich sind, schaffen sie so ein neues Subjekt: »Projektive Identifizierung lässt sich nur im Sinne einer beiderseitig erschaffenden, negierenden und bewahrenden Dialektik der Subjekte verstehen, von denen es sich beide gestatten, vom anderen ›unterjocht‹, also in einer Art und Weise negiert zu werden, dass sie durch den anderen zu einem dritten Subjekt werden (das Subjekt der projektiven Identifizierung)« (1994, S. 100f.). Dieses intersubjektive Dritte eröffnet dann neue Momente des Verstehens.

In einer späteren Arbeit (2001) erweitert Ogden diese Fassung und postuliert, »dass die Träume und Reverie, die vom Analytiker und dem Patienten an der Grenze zum Träumen (»dreaming«) hervorgebracht werden, nicht nur auf das jeweils individuelle unbewusste Erleben von Analytiker und Analysand zurückgreifen, sondern auch eine Reihe unbewusster Erfahrungen einschließen, die jedoch asymmetrisch vom analytischen Paar gebildet werden« (ebd., S. 11; auch Ogden, 2004). Im Unterschied zu Ogden konzipiere ich diesen Prozess nicht dialektisch und denke die Dynamik über O, das ich als Ursprung setze (Nissen, 2015a). Nach Levine beschreibt Ogden Prozesse, »in denen Repräsentationen bereits gebildet und mit einem Sinnzusammenhang verknüpft worden sind« (2013, S. 59).

Wir müssen nun genau untersuchen, was Störungen in diesem Geschehen bedeuten (und gehen der Einfachheit halber von einem versagenden Objekt aus, wissend, dass Störungen meist vielfältig gelagert sind). Stellen wir uns einen Verdurstenden in der Wüste vor, der eine Fata Morgana halluzinatorisch verkennt und eine Wasserstelle vor sich sieht, hinstürzt und sich eine Handvoll Sand in den Mund schüttet. Mit seiner seelischen Ausstattung wird er spätestens jetzt in aller Verzweiflung und Qual die Realität erkennen. Doch wie sieht es bei einem Säugling aus, der die präkonzeptionelle Erwartung der Brust hat, die, wie Freud und Bion lehrten, mit einer Halluzination Ähnlichkeit hat? Er trifft jetzt auf eine in einem Drahtgestell hängende Flasche, nicht auf eine liebende Mutter. Sein psychischer Apparat ist noch nicht entwickelt. Er würde den Sand für die Milch halten, das Tote für die ersehnte lebendige Beziehung. Er glaubte sich beim Verstandenen, wo es nicht nur nichts zu verstehen gibt, sondern kein Selbst und kein Objekt, kein Anfang und kein Ende ist.

Es ist wichtig, diese Dynamiken genau zu verstehen: Für den Verdurstenden ist auf der seelischen Referenzebene die Erwartung von Wasser die Erwartung der Brust. Doch verfügt er über eine Konzeption der Brust, die er denken kann. Die Erwartung der Brust bzw. des Wassers wird zu einer Präkonzeption, die die Erfüllung wie das Ausbleiben umfasst. Der Sand in seinem Mund stellt ein Präsenzmoment dar, in dem eine Realität da ist (kein Wasser, keine Brust), die er erkennen kann. Die Präkonzeption des Säuglings bedarf existenziell einer positiven Realisierung, das heißt eines annehmenden, liebenden Objekts. Freud hat meines Erachtens aus diesem Grunde seine Urfantasien, die »Schemata, die wie philosophische Kategorien die Unterbringung der Lebenseindrücke besorgen«, Selbstheilungskräften zugeschrieben: »Wo die Erlebnisse sich dem hereditären Schema nicht fügen, kommt es zur Umarbeitung derselben in der Phantasie. [...] Wir können oft bemerken, daß das Schema über das individuelle Erleben siegt« (Freud, 1918, S. 155). Doch diese Selbstheilung hat ihre Grenzen.

Versuchen wir uns spekulativ vorzustellen, wie es im Säugling aussehen könnte, dessen Mutter zum Beispiel schwerst depressiv ist (oder aus sonstigen Gründen in sich gefangen ist), bei der alles Seelisch-Lebendige abgestorben ist. Sie wird sich, um ihren Zustand wissend, bemühen, gewissenhaft das Füttern vorzunehmen und hygienisch-sorgfältig die Ausscheidungen (Kot, Urin, Speichel, Erbrochenes, Blähungen und Luft aus dem Magen) zu beseitigen. Doch sie ist nicht in der Lage, die seelische Not aufzunehmen und aufzuheben sowie Liebe zu geben. Der Säugling scheitert mit seinen Bemühungen, das Objekt seelisch lebendig zu machen, wie auch seine verstärkten projektiven Identifizierungen keine Resonanz finden. Die Realisierung, die er existenziell erwartet, bleibt aus. Die erlebte Wirklichkeit kann nicht dem Schema (der Urfantasie) entsprechend umgearbeitet werden.

Das bedeutet nun zweierlei: Weder kann eine Konzeption noch können psychische Elemente entstehen. Die Sicherheit einer verstehenden Mutter-Kind-Beziehung entsteht nicht, nur eine undenkbare Deformation; Elemente bleiben auf konkretistischem oder bizarrem Niveau. Ich vermute, es entstehen eine zerreißende Spannung und eine zersetzende Verwirrung, es drohen Auflösung und Vernichtung. Finale Unintegriertheit droht oder, freudianisch formuliert: Wir sind in der Welt des Todestriebs, der Lebenstrieb kann ihn nicht in seinen Dienst zwängen (wie Freud es sieht), der Todestrieb kann nicht konstruktiv wirken, beispielsweise die Besetzung abziehen oder verleugnen. Das rudimentäre Selbst muss daran festhalten, dass das, was da ist, die ersehnte Beziehung/Brust/Milch ist, auch wenn sie nicht da ist, sondern »Totes« oder Sand. Sonst ist das »going on being« gefährdet.

Zugleich wird gespürt, dass die Präkonzeption nicht zur Konzeption wird. Es ist etwas Präsentes da, es entsteht aber keine Präsenz, in der Folge auch keine Transformation ins Seelische. Die Situation entspricht in etwa der, wenn der Verdurstende daran festhielte, dass der Sand Wasser sei. Die lebendige, liebende Mutter ist nicht da, damit fließt auch nicht das seelische Pedant zur Milch, zum Beispiel Liebe, und findet das, was ausgeschieden wird, keinen Container. Die seelisch erstorbene Mutter ist da, sie kann aber keine Liebe geben und nicht als Container funktionieren. Wird der Sand als Milch psychotisch verkannt, verdurstet das Kind seelisch; wird der Sand als Sand erkannt, droht die Realität vernichtend zu werden.

Mit dem Ausbleiben einer ausreichend guten Realisierung entsteht weder eine Konzeption noch entstehen seelische Elemente. Es löst sich nicht nur die Potenzialität einer Objekt-Selbst-Differenzierung bei Anwesenheit eines Dritten auf (interpsychische Dimension), sondern auch eine innere Ordnung kann nicht entstehen (intrapsychische Dimension). Ein Gedanke, der nicht nur ein Nukleus des entstehenden Selbst, sondern Basisbaustein jeder künftigen seelischen Differenzierung ist, entsteht nicht, er darf auch nicht entstehen, denn sonst würde die Wirklichkeit erkennbar und – sie wäre die Vernichtung. Der Nichtgedanke, also die psychotische Verleugnung, endet aber ebenfalls im Untergang.

Die Konsequenzen sind verheerend: Es kann kein Gedanke entstehen, folglich kein Apparat zum Denken der Gedanken, kein gesichertes Selbst und keine Idee eines containenden Objekts und einer Objektbeziehung, die überaus wichtige Funktion des Dritten fällt aus. In letzter Konsequenz werden zum Schluss sowohl die traumatische Innenwelt als auch die Wirklichkeit und jede Form des Getrenntseins gefürchtet. Die traumatischen Zustände werden »gekapselt«, von der Realität wendet sich das Selbst ab. Die objektalen Reste haben sich in einen Winkel der Seele (Freud) zurückgezogen.

Aber diese traumatischen Zustände, und damit kommen wir zu unseren obigen Fragen zurück, unterscheiden sich an einem Punkt signifikant von anderen traumatischen Erlebensweisen: Sie werden nämlich nicht mehr projektiv-identifikatorisch mitgeteilt. Der Säugling, das Subjekt, das Selbst hat die Hoffnung auf ein containendes Objekt aufgegeben, und zwar nachhaltiger als in anderen traumatischen Dynamiken. Wenn die Hoffnung auf ein containendes Objekt strukturell stabil gebildet ist, brechen sich zwar auch traumatische Inhalte Bahn, die das Ich als reine Präsenz und in absoluter Hilflosigkeit erlebt, doch diese Inhalte werden durch unbewusst ausgebildete und überdauert habende objektale Hoffnungen eingekleidet werden, sodass ein Objekt sie interpsychisch-kommunikativ erfassen kann. Ist diese Hoffnung zu nachhaltig gestört, können Worte kaum noch das Erleben einfangen: Gefährdung des »going on being«, Entstehen schwarzer Löcher, sich abgerissen fühlen, zu fallen, sich aufzulösen, in Stücke zu zerfallen sind nur sprachliche Versuche, diese Zustände zu umkreisen (vgl. Winnicott, 1974). Hier versagt projektive Idenitifizierung als basalster interpsychischer Kommunikationsmechanismus und beginnt die Ausbildung autistoider Mechanismen, die den autistischen sehr ähnlich sind. Die autistoiden Einkapselungen werden mit weiteren Maßnahmen abgesichert, etwa einer »Zweithautbildung« (Bick, 1990) inklusive suchtartiger und perverser Erregungen, autistischer Objekte und Formen (Tustin, 1972, 1981, 1988, 1990) etc.

Vereinfacht formuliert: Jede autistoide Einkapselung ist traumatisch, aber nicht jede traumatische Einkapselung ist autistoid. Deshalb können traumatische Erfahrungen auch projektiv-identifikatorisch mitgeteilt werden, autistoid-traumatische Zustände aber eben nicht mehr.

Mit diesem Verständnis wird evident, dass für mich nicht der eigene Körper das erste Objekt ist, sondern eindeutig die Mutter, genauer (auf dem Partialobjektniveau): die Brust, die wir als Urfantasie der Mutter-Kind-Begegnung ausgewiesen haben. Im Stillen sind Mutter und Kind *da*, ein Präsenzmoment, das nachträglich als ein objektales Einssein erlebt wird, in dem die Brust ununterscheidbar vom eigenen Körper und eben das erste Objekt ist. Ich folge hier Freud, Tustin und David Rosenfeld. Freud paraphrasierte genial: »Die Brust ist ein Stück von mir, ich bin die Brust. Später nur: ich habe sie, das heißt ich bin sie nicht« (1938c, S. 151).

Frances Tustin, David Rosenfeld und viele andere haben klargemacht, dass eine schwere Störung beim Stillen erlebt wird, als würde die Brust entrissen, genauer: *ab*gerissen, damit aber auch ein Teil des Mundes (oder der Lippen). Maria Rhode (2006, 2014) hat die Konsequenzen in vielen ihrer Arbeiten exakt beschrieben (siehe auch die klinischen Studien von Busch de Ahumada & Ahumada, 2014). Das Kind hat noch nicht den psychischen Apparat zur Verfügung, um das Objekt zu *denken*, es braucht die präsente Mutter, die es beim Namen nennt. Fehlt diese Funktion der Mutter (Alpha-Funktion, Reverie), kann kein psychisches Objekt, kein Gedanke emergieren. Dadurch bleiben Eindrücke als Empfindungen stehen und kann das Soma nicht zum Körper werden.

Dieses Empfindungserleben dominiert und zwingt das Selbst, es laufend zu interpretieren. Doch es kann, da ohne psychische Qualität, nicht adäquat gefasst werden, drängt sich deshalb immer wieder auf und wird zum Fokus der quälenden Selbstbeobachtung. Im pathogenen Verlauf, in dem die Hoffnung auf ein containendes Objekt fallen gelassen wird, sind die Konsequenzen zweiseitig gelagert:

1. Die Präsenz der Mutter-Kind-Begegnung, aus der das erste Objekt – damit der erste Gedanke – evoziert würde, wird nicht benannt und kann nicht gedacht werden, und zwar mit der Folge einer Störung des Denkapparats.

2. Das Objekt, das containen könnte, geht verloren, womit die projektive Identifizierung in einer entscheidenden Entwicklungsphase abreißt. Da diese Geschehnisse nicht transformiert werden und kein Gedanke emergieren kann, ist auch die symbolische Verarbeitung erschwert, wenn nicht sogar ausgeschlossen.

Je nach Schwere der angelegten Störung kann sich ein Selbst in einer verdichteten lebensgeschichtlichen Phase basal bedroht fühlen. Da somatische Empfindungen dominieren und die Kommunikation vom Unbewussten zum Unbewussten für dieses Erleben beschädigt ist, wird eine Bahnung zum Hypochondrischen angelegt.

Das Autistoide

Solche frühen traumatischen Zustände können autistoid kumulieren. In solcher Wucht und Zerstörung sind sie zwar sicher selten anzutreffen, aber wenn, dann münden sie tatsächlich in schwere seelische Beschädigungen (etwa schwere autistoide Organisationen). Gleichwohl, meine ich, sind wir heute dabei, zu erkennen, dass traumatische Elemente oder kleinere traumatische Inseln wohl die meisten, wenn nicht alle Menschen in sich tragen (so paradiesisch ist das Säuglingsdasein nur in der Werbung). Ebenso dürfen wir auch vermuten, dass es Urfantasien gibt, die im Kern undenkbar bleiben, zum Beispiel die des Todes. Verbindet sich dieses »fact of life«, also unsere unabweisbare Sterblichkeit, mit traumatisch frühen Erlebnissen, sind wir mit Zuständen jener Unintegriertheit konfrontiert, die undenkbar und auch nicht wirklich mitteilbar sind. Dann ist »etwas« unabweisbar da, dann weht uns »etwas« von einer Unintegriertheit an, die wir nachträglich als bodenlos, fallend oder auch von Erregungen überflutet werdend beschreiben. Ich glaube, dass dies zu unserer »conditio humana« gehört.

Meine Hypothese ist nun, dass in diesen autistoid-traumatischen Elementen der Kern des Hypochondrischen zu suchen ist. Es ist das Undenkbare, das seelisch nicht Fassbare in der Faktizität des finalen, objektlosen Getrenntseins und Nichtseins. Die

Hypochondrie könnte also eine (sic!) Antwort auf die Konfrontation mit einem namenlosen, nicht denkbaren Zustand sein. Aus diesem Grund müssen wir bei den gewählten Termini achtgeben: Der Begriff »Todesangst«, den hypochondrische Menschen benutzen, um ihrer Not einen Namen zu geben, kann psychodynamisch unscharf sein, da es sich um namenlose Angst oder (unintegrierte) Vernichtungs- und Auflösungsangst handeln kann (vgl. auch Winnicott, 1974).

Damit können wir die Familienähnlichkeit der Hypochondrie etwas einkreisen: Sie beginnt mit dem punktuellen Ergriffensein eigener Sterblichkeit, geht über in die flüchtige hypochondrische Sorge, die sich beispielsweise einstellen kann, wenn ein naher Angehöriger oder ein guter Freund lebensbedrohlich erkrankt ist. Solche punktuellen Erscheinungen gehören zum menschlichen Leben und werden naturwüchsig vom Unbewussten absorbiert. Die Krankheitsangst zeigt ihre eventuell etwas bedenklicheren Spuren, wenn Menschen an biografischen Scheidepunkten (Heirat, Geburt eines Kindes, Tod der Eltern etc.) hypochondrische Symptome entwickeln, da zum Beispiel die darin liegende Ödipalität überfordert. So kann die Geburt eines eigenen Kindes unbewusst den Ausschluss der eigenen Eltern bedeuten; wenn dann der ödipale Einschluss nicht gedacht werden kann, wird er zu einer bedrohlichen Figur.

Solange diese Symptome im Objektalen bleiben, handelt es sich meist nicht um eine monosymptomatische Hypochondrie. Typisch für diese Dynamiken sind dominierendere Symptome, zum Beispiel phobische, konversionsneurotische, zwanghafte oder auch Krankheitsbilder, in denen die Objektbeziehungen sicht- und spürbar manipuliert werden (Herzneurose, Aidsangst u.Ä.). Metatheoretisch spekuliert, heißt das, dass die traumatischen Elemente die objektalen Strukturen zwar deutlich verändern, aber nicht zerstören. Genau das ändert sich, wenn es durch die Freisetzung traumatisch-autistoider Elemente zu desintegrativen Prozessen kommt, die in borderlinehaften, coenästhetischen oder psychotischen Bildungen münden. In all diesen Formen kommt es zu Momenten oder auch ausgedehnteren Phasen, in denen der Objektkontakt verloren geht, die Betreffenden in traumatischer Präsenz eingeschlossen oder in der hypochondrischen Abwehr derselben unerreichbar sind.

Wesentlich komplizierter wird die Sachlage, wenn wir uns der schweren monosymptomatischen Hypochondrie zuwenden, in der nachhaltige Veränderungen im objektalen Gefüge auszumachen sind und die manchmal zur Ausbildung einer autistoiden Organisation führen. Für diese schwere Form hat unsere metapsychologische Spekulation Relevanz: Bei diesen Patienten lassen sich häufig objektive frühe Trennungstraumatisierungen nachweisen, die in biografisch relevanten Situationen aktiviert werden und das Selbst bedrohen, sodass eine Verschiebung ins hypochondrische Organ notwendig wird – ich komme auf diese Dynamik später noch zurück. Das Fatale ist nun, dass in dieser Dynamik die Hoffnung auf ein containendes Objekt aufgegeben wird und interdependent die projektive Identifizierung nachhaltig versagt. Das heißt zweierlei: Erstens wurde in früher Kindheit das Primärobjekt nicht mehr als containend erlebt; zweitens wird in der Gegenwart kein Objekt erkannt, das diese Funktionen für diese Elemente übernehmen könnte. Solche Patientinnen und Patienten sind also von traumatischer Freisetzung bedroht, bleiben in zersetzender Verwirrung allein (siehe oben die Fata Morgana in der Wüste) und finden in den aktuellen Beziehungen keine Beruhigung.

Dennoch ist es auffällig, dass eine große Gruppe der Patienten durchaus in langfristigen und stabilen Beziehungen lebt – und wir sollten nicht vorschnell diese Beziehungen als pathologisch abstempeln, nach dem Motto: Sie klammerten sich an ein Ersatzobjekt oder es seien keine echten Objektbeziehungen, wobei nämlich keiner weiß, was nun »echt« bedeuten mag. Doch der Partner oder die Partnerin kann und darf nicht die Primärfunktion übernehmen; warum das so ist, werden wir unten noch sehen.

Es ist genau diese Konstellation, die die erkrankten Menschen so anfällig macht für die folgenschwere Chronifizierung, die bei monosymptomatischer Hypochondrie leider nicht selten ist und die die Patienten zu Zuschauern des eigenen, nicht gelebten Lebens macht.

Kurzum: Wir haben es anscheinend mit einer sehr weitläufigen Familie zu tun, die mit vielen anderen verschwippt und verschwägert ist. Findet sich das isolierte Element nicht doch in den Genen vieler psychischer Störungen? Ja und nein. Wir haben gesehen, dass sich gewisse traumatische Elemente wahrscheinlich in allen Menschen finden lassen und dass mit dem »fact of life« unserer

Endlichkeit auch flüchtige autistoide Bildungen ubiquitär sind. Aber Elemente unterliegen bekanntlich strukturellen und dynamischen Prozessen, die psychogenetisch ihre Gründung erfahren.

Doch wie können wir uns nun eine akute hypochondrische Dynamik vorstellen, welche strukturelle Bedingungen spielen hierbei eine Rolle? Was passiert im innerseelischen Mikrokosmos, wenn die Inhalte der traumatisch-autistoiden Einkapselung, aus welchen Gründen auch immer, freigesetzt werden? Versuchen wir eine Bestimmung über die schwerste hypochondrische Form, die monosymptomatische.

Die Freisetzung der Kapselinhalte

Die Freisetzung autistoider Inhalte kann innerseelisch (sic!) zu dramatischen projektiven und reintrojektiven Prozessen führen, mit denen sich das Selbst zu retten versucht. Doch wieso projektive und introjektive Prozesse, wo sich doch soeben gezeigt hat, dass im Hypochondrischen die projektive Identifizierung versagt? Die Antwort liegt darin begründet, dass neben der Einkapselung reife Persönlichkeitsanteile existieren, denen selbstverständlich solche Mechanismen zur Verfügung stehen. Nichtsdestotrotz ist die Abwendung vom Objekt im Moment der Freisetzung meist schon erfolgt. Diese Prozesse finden also intrapsychisch statt.

Es ist wichtig, den Begriff der projektiven Identifizierung sowohl als einen intrapsychischen als auch als einen interpsychischen Mechanismus zu verstehen. Der erste wurde von Melanie Klein beschrieben: Es handelt sich dann um eine omnipotente Fantasie, in der unerwünschte Anteile abgespalten und in ein Objekt, meist Partialobjekt, projiziert werden. Das Objekt muss von alldem gar nichts mitbekommen, aber das Selbst (Kind) glaubt, dass es so Anteile loswerden kann. Diese Projektion und Identifizierung des inneren Objekts mit dem Projizierten führt zu innerseelischen Veränderungen, die turbulent sein können. Verfolgungsgefühle können sich zum Beispiel einstellen, da das Objekt mit diesen Teilen identifiziert wird und dieses Objekt sich nun gegen das Kind richtet.

Der *inter*psychische Aspekt wurde zunächst auch als Abwehr begriffen. Anteile des Selbst und innerer Objekte werden auf das Objekt projiziert, auf das dann – häufig subtil-manipulativ – Druck ausgeübt wurde, sich mit diesem Projizierten (unbewusst) zu identifizieren. Das Objekt musste diesen manipulativen Druck nicht unbedingt bemerken. Wilfred R. Bion machte aus diesem interpsychischen Aspekt eine kommunikative Leistung und transponierte sie in sein Container-contained-Modell. So wurde aus der interpsychischen projektiven Identifizierung ein – vielleicht *der* – bedeutendste Kommunikationsmechanismus. Hier handelt es sich um einen interpenetrativen Prozess, in dem sich Subjekt und Objekt wechselseitig Komplexität zum Strukturaufbau zur Verfügung stellen. Das heißt: Das Kind projiziert Teile seiner komplexen Innenwelt auf das Objekt, das von dieser Projektion affiziert wird, die zugleich sein eigenes Unbewusstes aktiviert. Diese mit dem Projizierten befasste unbewusste Komplexität des Objekts, dessen Aktivierung sehr turbulent sein kann, »verdaut« das Projizierte und modifiziert sich damit selbst. Dieses Produkt muss den binokularen, also den bewussten wie den unbewussten Anforderungen genügen, und kann dann, zu einem Dritten werdend, benannt, vom Kind reintrojiziert und modifiziert werden.

Die Freisetzung der Kapselinhalte geht meist mit einem Versagen der interpsychischen projektiven Identifizierung einher, was häufig zu einer Beschleunigung und Entbindung des regressiven Zerfalls führt. Das Agieren in der Objektbeziehung, das sonst häufig maligne Prozesse anfänglich begleitet, bleibt also aus, womit sich eine fatale Schließung zu vollziehen beginnt und sich die Schwächung des Ichs beschleunigt. Dieses sieht sich Auflösungsgefahren gegenüber, die es, da den Elementen die psychische Qualität fehlt, nicht mehr denken kann. Die autistoide Bannung geht verloren, die Kapselinhalte drohen sich ungehindert auszudehnen und legen sich auf andere seelische Inhalte. Das Empfinden des Ichs, dass sich in seiner Sphäre etwas Zersetzendes abspielt, ist vollkommen richtig. Doch kann es weder aus eigenem Vermögen die Wandlung dieser Bedrohung ins Seelische bewerkstelligen noch auf ein aufhebendes Objekt hoffen.

Intrapsychisch sucht das Ich dagegen noch Halt und Schutz bei inneren Objekten – aber, und hier ist das Seelische grausam, in Wiederholung meist bei denen, die nicht erreichbar gewesen sind, meist also den verinnerlichten Primärobjekten. Hier kann es nun genau zu den von Herbert A. Rosenfeld beschriebenen projektiv-introjektiven Schleifen kommen. In dieser Dynamik mutiert das (meist mütterliche) innere Objekt und nimmt eine Position »Über« dem Ich ein (»Über« ist mit Absicht großgeschrieben, es wird nämlich zu einem Über-Ich und verschmilzt mit demselben, das mehr und mehr seine schützende Funktion verliert). Hier wird erstmals die Katastrophe des abwesenden Dritten (des Vaters) sichtbar, da Klarheit, Festigkeit und Realitätsprüfung, die das dritte Objekt in sich verwickelnde Beziehungen einführen kann und muss, abwesend sind. Das geschwächte Ich kann weder der Angstüberflutung entkommen noch dem verfolgenden Druck des Über-Ichs widerstehen. In dieser sich zuspitzenden Krise wird das Über-Ich zum bösartigen Verfolger, das aus den Projektionen das Vitale, Konstruktive und Hoffnungsvolle herausdestilliert und den wertlosen Rest gewaltsam zurückdrängt. Diese finale Reintrojektion zersetzender, toter Partikel bedroht das psychische System mit Auflösung. Die Rettung ist die primärprozesshafte Verschiebung auf bzw. jetzt in den Körper und die Verdichtung im Organ. Das Ich kann damit zwar den seelischen Zerfall stoppen, gerät aber in eine erschöpfende, ruminierende, objektferne Dynamik, in die Hypochondrie.

In dieser nun entstehenden hypochondrischen Dynamik im engeren Sinn ist das Selbst (das Ich) in einer Position, die dem Kind in unserer metapsychologischen Spekulation oben sehr ähnelt:

Das Organ dient als Auffangbehälter der traumatisch-autistoiden Elemente, als eine Ersatzkapsel, in die die freigesetzten Elemente umgelenkt werden. Es wird damit zu einem autistoiden Objekt, das dem eingetretenen Bindungsverlust der Einkapselung entgegenwirken soll. Es liegt konkret sicht-, fühl- oder tastbar in der Sphäre des Ichs, kann aber nicht *gedacht* werden. Es ist dem Selbst nicht möglich, die autistoiden Elemente zu psychischen zu machen und das Organ in seiner somatischen Funktion zu belassen. Es ist, da im Organ die namenlose Angst deponiert ist, einer permanenten, vernichtenden Bedrohung ausgesetzt, die es alleine nicht bewerkstelligen kann. Das Selbst braucht ein aufhebendes Primärobjekt, das aber eben nicht mehr gedacht werden kann. Es muss sich also an ein Objekt wenden, das es wiederum nicht denken kann und darf. In diesem Moment mutiert das Über-Ich zu einem Introjekt und nimmt diese Stellung ein – siehe dazu das aufschlussreiche Buch von Schafer zur Internalisierung und zum Introjekt (1968); er benutzt ein Bonmot, um das Fremde des Introjekts auszudrücken: Mit dem Introjekt ist es wie mit einem Einbrecher in unserem Haus: Er ist da, doch würden wir nicht sagen, es ist mein Einbrecher (wie mein Kind, das auch im Haus lebt.). Es ist aber das Objekt, welches nur Totes und Zersetzendes (»Sand«) gegeben hat – und das ist *da*. Doch das zu erkennen, wäre die Vernichtung. Also muss das nicht daseiende Objekt, das containen könnte, Liebe (Milch) geben könnte, »gedacht« werden. Doch auch dieses Nicht-da-Sein darf nicht erkannt werden, es wäre ebenfalls das Ende. (Ein Hinweis am Rande: Wer mag, kann versuchen, diese Figur »meditativ« zu erfassen; die meisten, die das versuchen, werden sehr bald einen sprengenden, zerreißenden Körperzustand wahrnehmen, der verrückt und unaushaltbar wird!)

Die Wucht, die in dieser bedrohlichen Dynamik liegt, lässt zwei Erscheinungen, die häufig im Hypochondrischen zu beobachten sind, verständlicher werden:

1. Es wird evident, dass die Betroffenen ihre Partner nicht zu einem Objekt machen können bzw. wollen, das diese Primärfunktion übernimmt – es wäre Verrücktheit und Zerstörung der Beziehung. Die Nichtinvolvierung ist also Sicherung der Beziehung und des Partners.
2. Sie wirft ein Licht auf perverse Dynamiken, die im Hypochondrischen nicht selten in der Fantasie auszumachen sind. Die zerreißende Undenkbarkeit soll dadurch aushaltbarer werden, dass sie in eine pervers masturbatorische Erregung eingefügt wird (vgl. Joseph, 1982). In der Realität agiert, findet sich dieses Verhalten in einigen schwersten Perversionen wieder, in der systematisch das Denken, das Selbst und zum Schluss der Mensch zerstört wird.

Wie soll sich solch bedrängtes Selbst an solch ein Wesen (Introjekt) wenden, das nicht gedacht werden kann oder darf, aber doch erreicht werden muss?

Das hilflose Ich agiert ähnlich einem Kind in einer Double-Bind-Situation: So wie ein Kind sich nur mit Hilfskonstruktionen nähern kann, bietet der Hypochonder sein Organ dem Introjekt zur Besänftigung und als Tribut an. Damit wird verständlicher, warum häufig die psychogenetisch narzisstisch hoch besetzten

Körperteile Zielorte der hypochondrischen Verschiebung werden. Das Selbst bietet sein »wertvollstes« Organ dem Introjekt an, hofft zugleich, dass es entgiften und verdauen möge – um so vor der Auflösung zu retten. Immer flehender und sich unterwerfend wendet sich das Ich an das Introjekt – und das Introjekt agiert tatsächlich häufig pseudofürsorglich (Ähnlichkeiten zur Rosenfeld'schen Mafia-Gang sind durchaus gegeben).

Dieses Introjekt fungiert im Weiteren quasi als maligner Einflüsterer, tarnt sich fürsorglich, droht verfolgend und ist zugleich Garant gegen den seelischen Zerfall. Alle Hypochonder, die ich in Therapien erlebt habe, sprachen davon, dass es eine innere Stimme oder Ähnliches gibt, das sie auffordert, »lieber noch einmal zu gucken«, das Organ zu prüfen, und zwar mit der Folge, dass das ganze System kollabierte. Eine Patientin, die erstmalig in ihrem Leben wagte, allein zu verreisen, fühlte sich von einer inneren Stimme genötigt, noch einmal das Organ zu untersuchen, nach dem Motto: »Dann weißt du, da ist nichts, dann wird das Wochenende schön« – das Wochenende wurde der hypochondrische Albtraum.

Wichtig ist, dass diese Dynamiken sich fast immer abgeschottet im Patienten abspielen, die Objekte meist gar nichts davon erfahren; wenn es doch mitgeteilt werden sollte, dann in einer affektabgewehrten Form, ohne Kommunikation von Unbewusstem zu Unbewusstem. In Behandlungen müssen wir uns diese Dynamiken mühsam erschließen und die Mitteilungen, auch wenn ihnen die unbewusste, psychische Dimension fehlt, sehr ernst nehmen.

Die hypochondrische Dynamik – ein Fallbeispiel

Ich möchte diese dynamisch-strukturelle Zusammenfassung an einem klinischen Beispiel (siehe dazu auch Nissen, 2003, 2010) im Detail untersuchen:

> Ein hochintelligenter Patient stammt aus einer Intellektuellenfamilie. Der Vater fiel als Alkoholiker für den Patienten völlig aus. Die Mutter engagierte sich für Verfolgte von Diktaturen, lebte quasi für dieses Engagement. In ihrem sozialen

Engagement war sie für den Patienten unerreichbar, völlig absorbiert, »verschanzte sich hinter ihrem Opferscheiß«. In einer Sitzung berichtet er von einem akuten hypochondrischen Zusammenbruch:

Patient: »Bin in der Vorstellung [= Theateraufführung] letzte Woche völlig über mich hinausgewachsen, unglaublich, war total stolz und glücklich. Grandios, wie ein junger Gott. Auch die anderen waren gut, tolle Vorstellung. *(Stiller)* Dachte, das beruhigt meine Eltern. Bin dann aber nicht geblieben, zum Feiern mit den anderen, sondern irgendwie gleich weg.«

Psychoanalytiker: »Wollten Ihre Mutter suchen?«

Patient: »Ja, glaub ich auch, dachte nämlich dran, die anzurufen, machte es dann aber nicht, weiß auch nicht, warum, irgendwas hinderte mich. Bin dann, völlig euphorisch noch, zu einem Kiosk, ziemlich schäbig sah der aus. Da war dann so eine Frau, furchtbar, muffiges Gesicht, kein Wort, kramte dann aus so einer schmuddeligen Ecke die Cola-Dose raus und schob die gelangweilt genervt hin. Guckte mich nicht an. Merkte schon, wie die Euphorie schwand, wie ich absackte, ging dann zur U-Bahn. Panik, Gefühl, ich löse mich auf, alles zerfällt, sah die Autos, Häuser gar nicht mehr richtig, drehte sich, schwindelte mir. Bei der U-Bahn kriegte ich dann Wut, dachte, dieses Miststück, dachte, wenn ich Diktator wäre, ich würde die abführen lassen, winseln würde die, ach was, pulverisieren lassen würde ich die. Es tobte in mir, trank die Cola, sah dann, dass die ganz dreckig war, so Partikel obendrauf, Angst, dachte, Rattengift oder so was, ich hätte das Gift eingeatmet, jetzt sind die Stimmbänder hin, das Gift zersetzt die. Bin in Panik raus, Stimmübungen, die halbe Nacht, aber Angst blieb.«

In der Folge suchte der Patient diverse Ärzte auf. Die Angst, die sich noch in Todesangst vor einem Hirntumor verschärfte, blieb lange bestehen.

Der Patient zeigt sich stolz, bleibt aber trotz erster Aufblähungen selbstkritisch und objektbezogen (»Das beruhigt seine Eltern«). Eine affektive, objektbezogene Idee, nämlich sich stolz der Mutter zu zeigen, die ihn nun endlich anstrahlt, und die Hoffnung, doch noch eine gute Beziehung zu den Eltern zu finden, lässt aber traumatische Erlebnisse einer intrusiven, zugleich unerreichbaren Mutter virulent werden, die er seelisch nicht bearbeiten kann, »irgendwie« muss er »gleich weg«. Aus eigenem Vermögen kann er das seelisch nicht mehr ordnen.

Er braucht ein Objekt, das liebend-anwesend aufnehmen kann. Er sucht noch frohen Mutes konsequenterweise seine Mutter, die aber sinnlich wahrnehmbar sein muss, da die beginnenden autistoiden Aufscheinungen reifere Modi nicht mehr zulassen (daher die Idee, sie anzurufen). Diese Idee wird, da sie erneut die traumatische Flanke einer unerreichbaren Mutter aufreißt, gehemmt (»machte es nicht … irgendwas hinderte mich«). Doch der Wunsch persistiert und wird durch den verhängnisvollen Gang zum Kiosk agiert. Er sucht die Mutter am schäbigen Kiosk und findet in den Attributen der Frau: furchtbar, muffiges Gesicht, kein Wort, gelangweilt, genervt, nicht anguckend, die resonanzlose, nicht containende Mutter.

Die erlebte Abweisung (das Schwinden der Euphorie) führt zur Freisetzung der eingekapselten Inhalte und zum Zerfall der affektiven Idee. Diese Anteile entziehen sich dem seelischen Zugriff und bedrohen das psychische System. Die Bedrohung lässt erste depersonale und dereale Momente sichtbar werden (der Patient sieht die Welt nicht mehr richtig). Erneut soll eine zweiseitige Projektion retten: Die inneren Objekte Kioskfrau und die abweisende, aber auch benötigte Mutter sollen diese giftigen Nuklei in sich tragen, vernichtende Angst und Schrecken in der Bedrohung spüren, fühlen, wie es ist, um Erhörung zu flehen, zu winseln, um Gnade und Menschlichkeit zu betteln, das heißt, hier ist innerpsychisch-projektive Evakuierung und sadistische Beherrschung am Werk. Der Patient bläht sich zum großen Diktator auf (Engagement der Mutter für Verfolgte von Diktaturen). Das Toben wird immer rauschhafter. Die unbewusste Ahnung, dass das mütterliche Objekt unbezwingbar und unerreichbar bleibt und nicht entgiften wird, führt wohl zur weiteren Eskalation: Das Objekt wird pulverisiert, vernichtet. Die Auflösungsangst ist freigesetzt. Es bleibt nur noch ein Weg zur Rettung: Die finale Reintrojektion, die konkret vollzogen und fast ad hoc ich-dyston erlebt wird.

Im Moment der pulverisierten Vernichtung tritt das mütterliche Objekt fusioniert mit primitiven Über-Ich-Aspekten in Aktion, bemächtigt sich der Partikel und zwängt sie, kalt Rache nehmend und der bedeutungs- und beziehungsstiftenden

> Dimensionen entkleidet, in den Patienten zurück. Das heißt, sie entgiftet nicht nur nicht, sondern entzieht dem Nukleus auch noch seine letzte psychische, objektale Qualität. Dieses Über-Ich wird selbst diktatorisch, vernichtend bedrohlich, entreißt also dem Selbst den Größenwahnanteil, der damit seine aufgeblähte Größe verliert.
>
> Die konkretistische Reintrojektion vernichtender Giftpartikel, die eingeatmet und nicht getrunken werden, destabilisiert das seelische System des Patienten (hier sei an Fenichels [1982] Beobachtung erinnert, der darauf hinwies, dass bei Hypochondrie die Introjektion sehr körpernah, oral, anal, über die Atmung oder Haut etc., erfolgt; auch auf Melanie Kleins Beobachtung [1973], dass eine erneute Projektion misslingt). Das regressiv geschwächte Ich des Patienten muss alles tun, um diese Bedrohung abzuwenden, und muss deren unbeeinflusste Ausbreitung verhindern.
>
> Doch die Introjektfigur ermöglicht auch restitutive Maßnahmen. Sie erlaubt dem Patienten, eines seiner am meisten narzisstisch besetzten Organe dem Introjekt zum Opfer darzubringen – seine Stimmbänder, in der er die toxischen Elemente unterbringt. Ohne funktionsfähige Stimmbänder kann der Patient nicht auf der Bühne stehen, bricht der phallische Narzissmus, der seit Kindheitstagen an Klugheit, Wortgewandtheit und Musikalität hängt, zusammen, also die fixierte Methode und Hoffnung, die Mutter auf sich aufmerksam zu machen. Bald ist konsequenterweise auch das Gehirn, das Organ der Klugheit, vom Tumor befallen, die Angst nicht mehr zu bändigen.

Die Prozessierung der hypochondrischen Krise hat ihren Grund vor allem in der Unfähigkeit des Subjekts, die nicht seelischen Elemente aus sich heraus in bedeutsame zu wandeln. Die autistoide Organisation verhindert zudem, dass sich die Patientinnen und Patienten unbewusst kommunikativ an ein aufnehmendes und aufhebendes Objekt wenden. Sie bleiben mit der drohenden Unintegriertheit, der gefühlten Auflösung allein, halten am hypochondrischen Organ fest und wiederholen in dem Aufsuchen von Ärzten und Therapeuten die Erfahrung, mit autistoiden Inhalten allein zu bleiben. Der sozialen Kommunikation fehlt die psychische und konzeptualisierte, objektale Qualität, der Fluss vom Unbewussten zum Unbewussten existiert nicht, das Objekt *kann* gar nicht adäquat reagieren – auch nicht, wenn es sich noch so sehr empathisch zu verstehen bemüht. Die Elemente müssen erst projektiv-identifikatorisch mitgeteilt werden, die intersubjektiv geteilten Qualitäten benannt, das Namenlose, das Undenkbare gar in einem schöpferischen Prozess erschaffen werden (Nissen, 2009, 2010).

So weit mein Vorschlag für ein Modell der Struktur und Dynamik der monosymptomatischen Hypochondrie. Ich möchte aber noch einmal klarstellen, dass auch Menschen, die unter dieser schweren Form leiden, nicht in ihrer *ganzen* Persönlichkeit gestört sind. Es sind Kerndynamiken, die das Leben massiv beeinträchtigen, dieses aber nicht immer völlig beherrschen. Die meisten der Patienten, mit denen ich gearbeitet habe, waren beruflich sehr erfolgreich und sozial gut integriert. Bei jenen, die zum Schluss in einer autistoiden Gefangenschaft lebten, wie Clifford Yorke sie beschreibt, kann die Erkrankung besonders schwer sein, es kann aber auch vorkommen, dass solche Rückzüge *psychosozial* entstehen (etwa via Circuli vitiosi beim »doctor shopping«).

Ist diese skizzierte Dynamik und Struktur nun auf die anderen hypochondrischen Formen übertragbar? Ich vermute, dass diese Dynamik bei allen traumatisch-autistoiden Freisetzungen als Potenzialität angelegt ist, aber bei anderen Formen von deren dominierenden Bildungen absorbiert wird. So ist zum Beispiel in der Herzphobie das Hypochondrische im Phobischen unschädlich gemacht, auch wenn es weiter existent und spürbar ist. Doch es herrscht eindeutig eine manipulative Angst vor, mit der beispielsweise Objekte gefügig gemacht werden sollen. Das Herz als Organ hat gemessen am monosymptomatisch besetzten Organ kaum noch hypochondrisch-autistoide Qualität, es rückt viel eher in die konversionsneurotische Anmutung. Dennoch kann es in Therapien Gegenübertragungen geben, die uns signalisieren, dass, obwohl dominierende Symptome vordrängen, es sinnvoll ist, das Geschehen hypochondrisch zu verstehen (ich möchte auch noch einmal zurückverweisen auf den ausführlichen Fallbericht von Jutta Gutwinski-Jeggle).

Übertragung und Gegenübertragung – therapeutisch-praktische Überlegungen

Das starke Auseinanderdriften der divergierenden therapeutischen Behandlungstechniken kann vor dem Hintergrund des letzten Kapitels nicht wirklich überraschen. Die Familie der Hypochondrie ist doch weit verzweigt, und es bleibt dem Gespür der Gegenübertragung überlassen, wie welche Dynamik eingeschätzt wird und mit welchen behandlungstechnischen Instrumenten wir operieren wollen. Dieses analytische Instrumentarium ist wiederum so eng mit der Persönlichkeit der Analytikerin bzw. des Analytikers verwoben, dass es keinen Sinn hat, standardisierte und objektive Vorgaben zu machen. Die Spannbreite ist entsprechend groß.

Die Begegnung im Erstkontakt

Zur Indikation lässt sich sagen: Therapeutisch-praktische Überlegungen beginnen mit dem Erstkontakt zu einem hypochondrisch erkrankten Menschen. Hierzu gibt es, soweit ich sehe, nur sehr wenig Literatur, obwohl die Indikation neben der Diagnose zu den wichtigsten Fragen bei diesem Erkrankungstyp gehört.

Wir hatten es schon gesehen, dass eine schwere monosymptomatische Hypochondrie (ähnlich wie die Dysmorphophobie) für viele Fachleute als nahezu unbehandelbar gilt (vgl. Yorke, 2003). Gerade dann wäre aber die Frage der Indikation von zentraler Bedeutung! Welche Kriterien, so es denn solche überhaupt fein sortiert geben kann, könnten also bei der Indikationsstellung helfen?

Es ließen sich viele Aspekte nennen, zum Beispiel die Motivation, die therapeutische Ich-Spaltung, die Fähigkeit und Bereitschaft dazu, ein Arbeitsbündnis einzugehen, das Ausmaß des autistoiden Rückzugs und der Objektbeziehungsfähigkeit, die soziale Integration und Sublimierung etc. Ich glaube aber, dass eine »Checkliste« wenig hilfreich ist, und zwar aus folgendem Grund: Wir müssen die Patientinnen und Patienten bereits erreicht haben, um diese Merkmale beurteilen zu können. Das Problem ist, dass sich viele von ihnen so weit in den Rückzug begeben haben, dass sie den Objektkontakt aber kaum noch wagen.

Wir kommen deshalb nicht darum herum, uns auf unser Gefühl und auf unsere Intuition zu verlassen, auch wenn sie vielen als unwissenschaftlich gilt, was sie de facto aber nicht ist!

Bei der Frage der Indikation müssen wir also bei uns selbst beginnen. Wir müssen nämlich der aversiven, anti-objektalen Dynamik entkommen, die sich häufig nach wenigen Augenblicken einstellt. Das bedeutet meines Erachtens nicht, dass wir über jeden Zweifel erhabend und wissend sind. Im Gegenteil: Den Klagen Raum geben und zugleich unserer inneren Abkehr nachspüren, um zu erahnen, welcher objektale Verlust sich in vivo ereignet, kann eine erste Figur der Begegnung werden. Paraphrasiert: Das Verlieren eines Menschen, der von Todesangst spricht, kann das erste Finden in der Interviewübertragung werden. Dann könnte es gelingen, dass ein *Mensch* hinter dem unerträglichen Klagen sichtbar wird, der keine andere Worte mehr hat als »Todesangst«, »Krebs« oder der fragt: »Ist da was?«, der aber zugleich gegen die (unbewusste) Gewissheit anreden muss, den Therapeuten (wieder mal) nicht zu erreichen.

Meiner Meinung nach ist es wichtig, in einem Erstinterview in diese Haltung zu kommen (vgl. Nissen, 2013a). Wir müssen ein Objekt werden, das in der Lage ist, sich selbst zu spüren, den anderen zu erkennen, um damit eine dritte (Meta-)Position einzunehmen. Die Erlangung dieser Haltung scheint mir wichtig, da die hieraus sich ergebenden Interventionen zweierlei beinhalten: erstens den Versuch, einer hypothetischen Qualifizierung der Innenwelt des Patienten gewahr zu werden; zweitens jenen, sich als Objekt ins Spiel zu bringen, das heißt in der ersten flüchtigen Übertragungsbeziehung wirken zu können.

Der letztere Aspekt ist für die Indikation nach meinen Erfahrungen von zentralster Bedeutung, denn es wird kommuniziert: »Ich sehe dich in deinem Leid«, damit wird auch gefragt: »Kannst du das spüren und bemerken?«

Die Reaktion der Patientinnen und Patienten ist von größter Relevanz: Schauen sie auf und erkennen, dass sie erkannt werden? Wissenschaftlich formuliert: Kann erkannt werden, dass ein Objekt das Selbst des Patienten erkannt hat, kann das Selbst sich im Objekt verorten und sich damit in der Beziehung seiend begreifen? De facto wird geprüft, inwieweit objektale Reste existieren und objektale Hoffnung aktivierbar ist. Gelingt dies, ist für mich ein wichtiges Indikationskriterium erfüllt.

Im Folgenden werden dann weitere Kriterien notwendig sichtbar: Kann dieses konstruktive Begegnungsmoment gehalten werden oder werden destruktive und/oder autistoide Gegenbewegungen aktiviert? Wie verhalten sich dann die objektbeziehungsfähigen Anteile? Kann gerade in einer solchen malignen regressiven Dynamik ein Arbeitsbündnis geschmiedet werden? Wenn ja, wie wird es in die weitere Abwehrorganisation eingearbeitet, die, wie wir schon gesehen hatten, nicht selten mit Zweithautphänomenen, darunter auch perversen Verdrehungen, operiert? Wird das Arbeitsbündnis gleich in die »Sucht nach Todesnähe« (so ein Titel von Betty Joseph, 1982) eingewoben?

Solche Dynamiken geschehen nach meinen Erfahrungen selbst dann, wenn die Patienten vordergründig weiter klagen (immer vorausgesetzt, ein Moment der Begegnung hat stattgefunden). Die Entscheidung, eine Behandlung zu wagen, kann nicht standardisiert werden, sie muss individuell getroffen werden. Wir müssen diesem Menschen begegnen wollen.

Wie kann sich diese Begegnung in der Behandlung gestalten?

Behandlungstechniken im therapeutischen Prozess

Zunächst möchte ich auf eine Technik eingehen, die vielleicht weniger in analytischen Prozessen, aber in den Anamnesen von großer Bedeutung sein kann. Mechthilde Kütemeyer hat beobachtet, dass bei »der Erforschung psychogener/somatoformer Schmerzen und ihrer Differenzierung [...] sich das genaue Beachten der subjektiven Körperphänomene und der je verschiedenen sprachlichen Annäherung der Patienten an diese als ergiebigste Fährte erwiesen [hat], aufschlussreicher als andere ›psychologische‹ Ebenen der Diagnostik wie Stimmungs-

und Verhaltensbeobachtung, Gegenübertragung usw.« (2003, S. 253).

Bei Schmerzpatienten sowie bei psychosomatischen und hypochondrischen Patienten kann das Traumatische nicht gesagt werden. Diese Unsagbarkeit drückt aus, dass die Patienten versuchen, ihre peinvollen Missempfindungen zu beschreiben, indem sie verstummen, »zu mühevollen Umschreibungen ansetzen, gefundene Worte wieder verwerfen, resigniert abbrechen, schließlich zu prallen Metaphern greifen, deren Gehalt aber zunächst schwer zu entschlüsseln ist« (ebd., S. 254). Die Gesetzmäßigkeit der sprachlichen Muster wurde in Zusammenarbeit mit Linguisten erforscht (Gülich & Schöndienst, 1999; Kütemeyer, 2002). Es ergab sich, dass »gerade die verzweifelt suchenden Schmerzcharakterisierungen die wichtigsten Aufschlüsse über die innere Verfassung und die Biographie der Schmerzpatienten bringen« (Kütemeyer, 2003, S. 255). Kütemeyer hat daraus die Technik entwickelt, sich geduldig zuhörend minutiös die Beschwerden und den Beschwerdeverlauf schildern zu lassen, wieder und wieder: »Die gemeinsame Hinwendung zum Körpersymptom ist immer ergiebig. Der Arzt, der Therapeut kann die Schilderung der Körperbeschwerden wieder und wieder anhören, er wird immer eine neue Facette erfahren und besser verstehen. Das Körpersymptom – und die darin verschlüsselt enthaltene, so lange beengt verschlossene traumatische Erfahrung – muss sich ausbreiten, entfalten dürfen, muss ausgiebig Zeit, Raum und einfühlende Beachtung bekommen. Wohl deshalb gebärdet sich das körperliche Leiden in der hypochondrischen Krise so unerschütterlich – unbestechlich – expansiv und exzessiv. Die genaue und wiederholte klinische Anamnese (Anamnesis), das minutiöse Erfragen der Körperempfindungen und ihrer Geschichte ist für Patienten, die sich an der ›Körperkriegsfront‹ befinden, die Fährte der Erinnerung, der Königsweg nach innen, ins Innere der ›Kapsel‹« (S. 264).

Ob es sich hierbei um *den* Königsweg nach innen handelt? Die Entfaltung der hypochondrischen Welt, die Überwindung in einer Beziehung scheint mir doch ein mühsamerer Prozess. Nichtsdestotrotz ist diese Technik zweifellos für jede analytische oder tiefenpsychologische Therapie wichtig (ich kann hier nur auf die Arbeiten, in denen die Autorin sehr detaillierte Beispiele bringt, verweisen: Kütemeyer 1993, 2002, 2003). Kütemeyer hält uns immer wieder an, Raum für die Schilderungen zu geben und einfach zuzuhören. Für viele Patientinnen und Patienten ist diese Erfahrung schon eine große Hilfe und mit Hoffnung verbunden – und sie führt in der Tat in traumatische Gefilde: Diese Art des Hörens ist ein Hören in Präsenz, das beim Erspüren traumatischer Nuklei hilft.

Auch Simona Argentieri Bondi wendet sich den Patienten auf eine eigene Art zu. Sie plädiert dafür, jede Deutungsstrategie von Fall zu Fall neu zu entscheiden. Erachtet sie in konversionshysterischen Konflikten Interpretationen des symbolischen Gehalts für notwendig, sieht sie solche Deutungen bei psychosomatischen Patienten kritisch, da sie »zu einer Verschlechterung der Situation beitragen (können), denn sie kann den Patienten dazu veranlassen, falsche Zusammenhänge herzustellen, ihn zu gespaltenen Rationalisierungen verleiten, oder sie kann dazu führen, dass sich der Patient noch ohnmächtiger und schuldiger fühlt, verfolgt von den unbewussten – und ihm unzugänglichen – Gründen seines Leidens« (2003, S. 169). Bei der Hypochondrie lässt sie Deutungen der unbewussten Fantasien zu, die aber schnell in Redundanz unfruchtbar werden können. Sie betont die Notwendigkeit, die Denkstörung, die den Gedankenmustern zugrunde liegt, systematisch zu bearbeiten, und geht in ihrem Fallbeispiel so weit, dass sie sich sehr genau über mögliche genetische Dispositionen von Tumorerkrankungen informiert, damit sie »der Patientin gegenüber eine haltende Funktion einnehmen konnte, in welcher ich sowohl ihre als auch meine Angst aufnehmen konnte. Auf diesem Wege haben wir gemeinsam den zwar schmerzlichen, aber auch befreienden Sinn unserer begrenzten Möglichkeiten erkannt, die Ereignisse voraussehen und kontrollieren zu können« (ebd., S. 171).

Die Frage ist, denken wir an Kütemeyers Forschungen, was hier das therapeutische Agens ist? Es scheint, dass das von Argentieri Bondi eingeholte medizinische Wissen eine Funktion bereitstellt, die ein Halten des Patienten erleichtert sowie den verunsichert-traumatisierten Patienten vielleicht am leichtesten einen Zugang zum Objekt und zur Hoffnung auf ein Containment ermöglicht.

Auch andere Autorinnen und Autoren, ich nenne hier stellvertretend Ute Rupprecht-Schampera (2003), steuern die Störung eher direktiv an. Rupprecht-Schampera geht in der oben dargestellten Therapiestunde von der Setzung aus, dass das hypochondrische Aufflackern mit der Analytikerin zu tun haben müsse und in der Angst liege, dass die Analytikerin als neidisches Objekt die expansive Bewegung hin zur Autonomie und zur Lebenslust nicht ertragen könnte. Diese Linie wird verfolgt und gefunden, um dem Patienten im Fortgang über Deutungen die Differenz zwischen neidischem Introjekt und Analytikerin erfahrbar zu machen.

Zunächst kommentiert Rupprecht-Schampera eine hypochondrische Verunsicherung ihres Patienten mit dem Hinweis, dass es alles Themen seien, »die Sie daran erinnern, dass das Leben endlich ist. Bisher haben wir eher beobachtet, dass Sie in dieser Art so ängstlich werden, wenn Sie sich erlaubt haben, ein bisschen mehr zu *leben*?« (ebd., S. 192). Das heißt, sie deutet sehr bestimmend ein hypochondrisches Aufflackern als eine Angst vor Expansion, Freiheit und Lust aufs Leben. Im Weiteren bringt sie sich dann direkt als das Objekt ins Spiel, das, in der Fantasie des Patienten, diese Lust am (auch sexuellen) Leben nicht erträgt. Sie fragt, ob nicht die Angst, die er »da zwischen der letzten und dieser Stunde entwickelt« habe und nun wieder spüre, »mit uns und mit den Themen zu tun hat, die uns hier gerade beschäftigen« (S. 193).

Der Patient bringt Material zu diversen »netten« Frauen und spricht seine Wünsche an, frech zu sein – eine spontane Lebendigkeit, die seine Mutter nicht gutheißen würde. Die Expansionsexposition der Analytikerin wird also bestätigt. Dann fokussiert Rupprecht-Schampera wieder direkt die Übertragungsbeziehung: »Wenn Sie heute auf dem Weg zu *mir* Todesangst bekommen, dann muss das aber etwas mit *mir* und mit *Ihnen* zu tun haben!« (S. 194). Der Patient reagiert mit Einfällen zu einem krebskranken Kollegen, der kürzlich einen epileptischen Anfall hatte. Rupprecht-Schampera interveniert daraufhin: »Meine Bemerkung, dass Ihre Todesangst etwas mit mir und mit Ihnen zu tun hat, die macht Ihnen Angst? Ich will noch einmal konkreter fragen (vielleicht kommt Ihnen das weit hergeholt vor): Gibt es im Moment etwas, von dem Sie vermuten, dass ich nicht einverstanden bin? Dass ich es Ihnen übelnähme?« (ebd.). Der Patient druckst und bemerkt schließlich, dass, als er von einer Frau, die ihm nachgestellt habe, sprach, seine Analytikerin von »frischem

Fleisch« gesprochen habe. Diese Bemerkung, die den Patienten überforderte, wird dann sehr charmant und lebendig bearbeitet – und kann schließlich am Ende der Sitzung mit einer Deutung aufgelöst werden: »Wenn Sie heute solche Todesangst hatten, als Sie zu mir herkamen, dann muss es um etwas Bedrohliches gehen. Vielleicht ist es nicht ausschlaggebend, ob Sie wirklich real eine so junge Frau haben werden, aber können Sie vor mir mit solchen Gedanken spielen, oder glauben Sie, Sie greifen mich damit an? Und ich räche mich, ich gönne sie Ihnen nicht, ich zerstöre sie Ihnen und ich mache Sie lächerlich?« (S. 196).

Quod erat demonstrandum. Die Frage bleibt, warum ein Mensch auf eine etwas flotte Bemerkung seiner Analytikerin vom frischen Fleisch mit solcher Verwirrung und Todesangst reagiert – womit nicht gesagt ist, dass die Deutungsstrategie verfehlt sei. Aber wenn der Neid der Mutter auf Vitales wirklich verstanden wird, könnte die Dynamik bedrohlicher, gespannter werden.

Die Freudianer, zu denen ich, vielleicht etwas forsch, Yorke und Aisenstein und Gibeault rechne, bleiben in der klassischen Linie, solange übertragungsneurotische Beimengungen erkennbar sind. Am Beispiel eines Traumes wird diese Technik sehr deutlich: »›Ich habe ein Glas Bier in meiner Hand, wir sind zusammen, und ich schlage auf den Kopf. Ich sage: Pass auf, der Kopf bekommt Flecken.‹ Dieser Traum war eine Warnung vor einer Verunreinigung, die heterosexuelle und homosexuelle Objekte sowie die genitale, urethrale und anale erogene Zone (Kopf = Samen, Bier = Urinuntersuchungen, die beschmutzenden Flecken, das vergiftende Getränk) zusammenfasste. Er stand auch für einen aktiven Impuls, der die vom Patienten gefürchtete Passivität in Bezug auf den Analytiker umkehrte« (Aisenstein & Gibeault 1991, S. 673). Falls solche Beimengungen nicht ausreichend sind, könnten Interventionen der Pariser psychosomatischen Schule notwendig werden, die den Mangel an psychischer Bedeutung in psychosomatischen Erkrankungen mit behandlungstechnischen Änderungen begegnen. Da diese Patientinnen und Patienten nur eine mangelhafte Ich-Integration entwickelt haben sowie Störungen in der Symbolfunktion und der freien Assoziation aufweisen, können zum Beispiel analytisch modifizierte Behandlungen im Sitzen notwendig sein.

Guiseppe Civitarese versucht, ausgehend von einer feldtheoretischen Interpretation der von Bion und Ferro entwickelten Ansätze, mit den Patienten eine gemeinsame Narration zu erzeugen. Dazu spürt er jene Elemente auf, die zu einem Träumen (»dreaming«) einladen und zu einer Geschichte geschrieben werden können: »Die Kernfrage ist: ›Wer spricht?‹ Ziel ist, ein dezentriertes Zuhören anzuregen, um das Identifikationsspiel zwischen Analytiker und Patient zum Vorschein zu bringen, und hervorzuheben, dass der Text von einem Autoren geschrieben wurde und daher ›fiktiv‹ ist« (2013, S. 55). An einem Wortspiel (»Voio Omo-To'ciaa!« = »Wanna Umam Torrch« = human torch = menschliche Fackel) verdeutlich er diese Technik, in der er aktiv eine Geschichte entfaltet: Human Torch, eine Heldenfigur aus einem Comic, kann seinen Körper willentlich in Plasma und Flammen verwandeln. Civitarese nutzt diesen Hintergrund zum Verständnis des Hypochondrischen: »Der brennende Körper scheint mir ein Weg zu sein, gewalttätige Gefühle in einem hypochondrischen Symptom einzukapseln« (S. 58). Der Zugang zu Seelischem erfolgt über narrationsfähige Elemente, wobei Metaphern eine zentrale Rolle spielen (vgl. Civitarese, 2013; Civitarese & Ferro, 2013), von denen aus dann das Ungesagte eine Geschichte finden kann.

Die modernen Kleinianer, die – es muss wohl immer noch erwähnt werden – nicht mehr in Partialobjektsprache deuten, versuchen heutzutage, die in dem Feld von Übertragung und Gegenübertragung entstehenden objektalen Bewegungen hin und weg zum Analytiker zu erfassen und gemäß ihrer Theorien zu deuten.

Unser obiges Beispiel des Bühnenkünstlers könnte in kleinianischer Perspektive wie folgt verstanden und gedeutet werden: Der Patient stellt mit seinem künstlerischen Erfolg konstruktive Beziehungen zum Publikum und zu den Kollegen her, hofft zugleich, die inneren Eltern, insbesondere die Mutter, könnten sich auch über seinen Erfolg freuen. Eine narzisstische Organisation im Patienten verfolgt nun aber genau die verbindungs- und beziehungsstiftenden Bemühungen. Der Patient versucht nämlich, sich gegen diese pathologischen Anteile zur Wehr zu setzen, und es kommt zu projektiv-introjektiven Prozessen, schließlich zum Zusammenbruch. Dieses Geschehen wird in der Innenwelt des Patienten erlebt wie eine Zerstörung von Verbindungen, die, kleinteilig fragmentiert und gewaltsam verpresst (bizarre Objekte), ein konfuses Konglomerat abgeben, das, da nicht mehr projektiv entsorgbar, im Körper untergebracht wird. Dieses Konglomerat besteht aus Selbst- und Objektanteilen und Beziehungsresten.

Die Deutungslinien sind damit klar: Es muss versucht werden, zum Selbstanteil, der fähig ist, Abhängigkeit zu ertragen, und der um die positive Kraft dieser Objektanerkennung weiß, Kontakt herzustellen. Zugleich aber müssen der zerstörerische Neid der pathologischen Organisation und deren pseudofürsorglichen Verführungen gedeutet werden. Ebenso müssen die dominierenden Anteile, die im Organ platziert sind, in der jeweiligen Dynamik als inneres Objekt oder als Selbstfragment sichtbar gemacht werden. Es werden also – vereinfacht gesprochen – die dynamischen Verhältnisse zwischen Ich, Introjekt und Organ in der Übertragung (sic!) gedeutet, was zu blitzschnellen Perspektiv- und Dynamikwechseln führen kann, denen aber konsequent nachgespürt wird. Metadeutungen dürften hierbei, da es sich um eine pathologische Organisation handelt und die Patienten damit schwer erreichbar sind (vgl. Joseph, 1975, 1982, 1985), eine wichtige Rolle spielen.

Gelingt es, diese hypochondrische Bastion zu schleifen, werden die depressiveren Ängste und objektalen Dynamiken mehr zum Thema, wie wir an dem Fallbeispiel von Jutta Gutwinski-Jeggle – die ich an dieser Stelle zur reinen Kleinianerin mache – sehr genau nachverfolgen können:

> Am Donnerstag kam sie, legte sich auf die Couch und drehte sich demonstrativ zur Wand mit den Worten: »Wissen Sie, warum ich mich zur Wand gedreht habe? – Weil die Rose immer noch dasteht. Die Rose ist mir zu verrucht, sie deprimiert mich. Sie hätten sie ruhig wegtun können. – Aber auf meine Wünsche wird ja hier nicht eingegangen, die werden übergangen. Sie können die Rose ja haben, aber dann stellen Sie sie doch in Ihr Zimmer und nicht hier rein, um mich extra zu ärgern!«
>
> Es folgte eine Geschichte von Niki Lauda, dem seine Wut das Leben gerettet habe. Man habe ihm schon einen Priester geschickt, um ihm die Letzte Ölung zu erteilen. Darüber sei er so wütend geworden, daß er überlebte, so als hätte er in dieser Auflehnung seinen Lebenswillen wiedergefunden. Ich überlegte, ob die Patientin mir sagen wollte, daß ihre Wut et-

was Lebenswichtiges für sie sei, wartete aber noch ab. Sie fuhr fort, gegen die Rose zu wüten, was darin gipfelte, daß sie schrie, »wenn ein Kind auf etwas allergisch ist, dann stellt doch keine Mutter dem Kind genau das ins Zimmer, worauf es allergisch ist!«.

Ich sagte: »Sie sind nicht allergisch auf die Rose, sondern auf die Tatsache, daß ich eigene Bedürfnisse habe, zum Beispiel daß ich diese Rose hier im Zimmer stehen haben möchte. Diese Bedürfnisse erscheinen Ihnen völlig unverträglich mit Ihren Wünschen zu sein.«

Sie: »Wenn Sie weiter so frustrierend sind, sage ich gar nichts mehr!« *Pause*

Sie *(fast flehend)*: »Wenn ein Kind auf die Welt kommt, ändert sich die Situation, dann hat das Kind besondere Rechte, zum Beispiel daß die Mutter nachts aufsteht!« *Lange Pause* »Meine Freundin Birgit hat mir gesagt, sie hätte sich damals richtige Sorgen um mich gemacht, als mein Sohn klein war, weil dieser mich so beansprucht hat.«

Ich fühlte einen Stimmungswechsel und sagte: »Ein kleiner Teil von Ihnen macht sich Sorgen um mich, wenn Sie mich so beanspruchen, ja mich fast zwingen wollen.« Dann erinnerte ich sie an Situationen mit ihrem Sohn, in denen dieser versucht hatte, sie zu erpressen.

Sie beruhigte sich etwas und sagte: »Ein bißchen stehe ich neben mir.«

Ich: »Irgendwie macht es Ihnen auch etwas aus, daß meine eigene Meinung Sie so wütend macht.«

Sie schrie (aber mit einer Prise Ironie in der Stimme): »Was heißt wütend, krank? Körperverletzung ist das!« (Gutwinski-Jeggle, 1995, S. 66f.)

Für die genauere Diskussion und Analyse dieses Materials muss ich auf die gesamte Arbeit von Gutwinski-Jeggle verweisen. Hier nur einige technische Kommentare:

Die Patientin ist wütend, kann dieser Wut Ausdruck, ja sogar geschickten Ausdruck verleihen (die Analytikerin kann die »doofe Rose« doch in ihre Privaträume stellen!). Jutta Gutwinski-Jeggle spürt das Vitale und eine »reifere« Bezogenheit – für eine hypochondrische Patientin ist es eine erstaunliche objektale Dynamik, in der sie, wie ein Kind, aufscheint. In dieser Gegenübertragung abwartend, wird die Patientin deftig wütend und klagt die Missachtung ihrer Allergie an. Die Analytikerin deutet dieses Material jetzt nicht in der dyadischen Beziehung, sondern als frühödipalen Konflikt: Das dritte Objekt, hier die eigenen Bedürfnisse der Analytikerin, ist das Allergen. Die Patientin reagiert verletzt (ich meine aber auch etwas kindlichen Trotz zu spüren), aber doch in einer sehr bezogenen Form. Sie protestiert weiter – geschickt eine Verführung implantierend, um in einen Dialog zu gehen. Hier könnten sich Reste der Mafia-Gang zeigen, die sich mit oraler Ansprüchlichkeit verbünden. Gutwinski-Jeggle bleibt standhaft (in meiner Interpretation führt sie »väterliche« Festigkeit als Funktion ein) und spürt die depressive Position, die zugemutet werden kann. Die Patientin nähert sich ihren analen Impulsen an, andere zu beherrschen. Damit werden Schuldgefühle zugänglich. Auf die Deutung kann sie erwidern, dass es eine dritte Position schon in ihr gebe.

Was hat dieses »neben sich stehen« in dieser Dynamik gemacht? Sich sadomasochistisch erfreut? Sich doch der Mafia unterworfen? Oder die Analytikerin getestet? Oder sich einfach nicht getraut, da ihr komplexe Objektbeziehungen noch so fremd sind? Wir wissen es nicht. Wunderbar ist aber der letzte Satz: Die konkretistische Transformation ins Hypochondrische, in dem auch das Autistoide sichtbar wird (in dem Affekte zu physischen Verletzungen zerfallen), kann aufscheinen und in Ironie aufgehoben werden.

Was wir an diesem Vignettenausschnitt sehr schön erkennen können, ist, dass es sich zwar nicht (mehr) um eine akute hypochondrische Dynamik im engeren Sinne handelt, sondern eher um eine objektal-hysterische, aber dass in diesen Phänomenen die hypochondrischen Kerne eingebunden sind. Symptome und klinische Phänomene sind meines Erachtens nie »rein«, sondern komplex vielschichtig, unterschiedlichste Bilder verwebend; und Diagnosen sollten sich nicht an der symptomatischen Ebene orientieren, sondern an der strukturell-psychodynamischen! Jutta Gutwinski-Jeggle zeigt also den Aufbruch in die objektale Komplexität, nicht nur in die dyadische, sondern auch in die frühödipale, wie sie Ronald Britton (1989) exemplarisch beschrieben hat. Insofern würde ich ihrer Diagnose einer Hypochondrie folgen.

Das Traumatisch-Autistoide wahrnehmen – ein Fallbeispiel

Meine eigene Behandlungstechnik weicht von den bisher geschilderten ab, da ich den traumatisch-autistoiden Kern fokussiere. Diese Technik findet ihre Anwendung bei Patientinnen und Patienten, die noch sehr im monosymptomatischen Rückzug gefangen sind, sich nur ängstlich, fast verstohlen in die Beziehung wagen und bei denen die Hoffnung auf Verstehen (Containment) erst wieder erschaffen werden muss. Es ist völlig klar, dass sich, wenn die Dynamik wieder objektal geworden ist, die Technik dieser Progression anpassen muss, wie wir es eben bei Gutwinski-Jeggle beispielhaft sehen konnten.

Wenn die Hoffnung auf ein aufhebendes Objekt fahren gelassen wurde und nur noch Reste davon existieren, die die Patienten dann in die Behandlung führen, so müssen wir ihnen anders begegnen. In dieser Begegnung, bei diesen autistoiden Störungen nimmt das Halten den größten Raum ein. Halten heißt aber nicht komplizenhafte Perpetuierung des pathologischen Gebrauchs von Objekten, sondern sich in »haltender Reverie« in die Welt des Patienten zu begeben und sich auf dessen Wellenlänge (vgl. Alvarez, 2006) einzustellen. Doris A. Allen und Lois Mendelson (2000) schildern eine Behandlung, in der eine Mutter in die Welt des Kindes geht, sich diese »im Tun« erschließt und aus diesem Verstehen heraus äußerst behutsam Veränderungen einführt, die das Kind, sich gehalten fühlend, tolerieren und durch die es sich nun endlich vorsichtig in die Beziehung wagen kann. In diesem Halten können andere Techniken integriert werden, zum Beispiel solche, wie sie Mechthilde Kütemeyer oder Simona Argentieri Bondi entwickelt haben. Doch der zentrale Punkt bleibt die Entwicklung eines Container-Contained. Es scheint dabei aber auf der Patientenseite eine basale Toleranz für Abweichungen geben zu müssen, das heißt, dass in dem entstehenden Zweisein das »Andere«, »Dritte« ausgehalten werden muss. Die Akzeptanz für die Anwesenheit eines dritten Elements scheint prognostisch von größter Bedeutung: So arbeitet Rhode (2006) beispielsweise detailliert die Bedeutung des Vaterelements heraus; Anne Alvarez (2006) zeigt die Bedeutung der »mütterlichen wie der väterlichen Babysprache« für die Entwicklung.

Was genau geschieht in einem solchen Prozess?

Wir müssen uns zunächst klarmachen, wie es in einem Menschen aussehen könnte, der unter monosymptomatischer Hypochondrie leidet, also einen autistoiden Rückzug angetreten hat und dennoch um analytische Behandlung nachsucht. Ein Anteil im Patienten sucht den Kontakt und das Objekt, muss aber die Resthoffnung schützen, kann sie also nicht zu deutlich zeigen. Im Halten entstehen dann häufig typische Dynamiken, in denen der Patient kaum erreichbar erscheint, aber uns doch »irgendwie«, »wie aus den Augenwinkeln heraus« beobachtet, das heißt, er prüft unser Dasein.

Es entsteht ein objektales Feld, in dem sich, häufig hinter dem Rücken der Beteiligten, Dynamiken entwickeln, in denen sich Analytiker wie Analysand aufeinander eichen. Vereinfacht: Der Analysand beginnt unbewusst zu spüren und zu prüfen, ob und wie der Analytiker bereit ist, traumatisch-autistoide, namenlose, präpsychische Elemente aufzunehmen – interdependent beginnen sich im Analytiker unbewusst aufnehmende Strukturen zu bilden, die sich auf die Ankündigungen einstellen (vgl. Nissen, 2009, 2013, 2015a). Da es sich aber um einen komplexen interpenetrativen Prozess handelt, stellen sich Analytiker und Analysand wechselseitig Komplexität zum Aufbau einer Container-contained-Struktur zur Verfügung. In der Endkonsequenz bedeutet dies, dass solche Prozesse als schöpferische zu begreifen und die zu transformierenden und die transformierten Inhalte als Schöpfungen des analytischen Paares zu verstehen sind, auch wenn eine zentrale Asymmetrie der analytischen Beziehung zu konstatieren bleibt: Die basale Prämisse der analytischen Arbeit ist, das Seelenleben (inklusive des Traumatischen, Namenlosen etc.) des Analysanden zu erforschen. Hierauf richtet sich der Analytiker aus, hierhin schwebt sein intuitives, träumerisches Ahnungsvermögen; hierauf verlässt sich der Patient, zu dieser Welt assoziiert er frei (vgl. Nissen, 2015).

Solche Prozesse haben viel mit dem zu tun, was Niklas Luhmann (1987) unter systemtheoretischen Gesichtspunkten zur »Interpenetration« geschrieben hat. Hier stellen sich Systeme wechselseitig Komplexität zum Strukturaufbau zur Verfügung. »Im Falle von Interpenetration wirkt das aufnehmende System auch auf die Strukturbildung der penetrierenden Systeme zurück;

es greift also doppelt, von außen und von innen auf dieses ein. Dann sind trotz (nein: wegen!) dieser Verstärkung der Abhängigkeiten größere Freiheitsgrade möglich. Das heißt auch: daß Interpenetration im Laufe von Evolution das Verhalten stärker individualisiert als Penetration« (S. 290). Komplexität bedeutet vereinfacht, dass »auf Grund immanenter Beschränkungen der Verknüpfungskapazität der Elemente nicht mehr jedes Element jederzeit mit jedem anderen verknüpft sein kann« (S. 46), das heißt, dass Elemente nur selektiv verknüpft werden können.

In diesem eigendynamischen Prozess werden sich die komplementären Strukturen irgendwann so weit entwickelt haben, dass in einer projektiven Identifizierung oder in einem induktiven Geschehen die Kapselinhalte in die analytische Beziehung kommen. Es entsteht ein Präsenzmoment, in dem die Inhalte sich unabweisbar zeigen und ins Präsentative transformiert werden können (vgl. Nissen, 2013, 2014a, 2015a).

Ich möchte diese Dynamik an einem kleinen, vielschichtigen Beispiel erläutern:

Eine Patientin, in fester Partnerschaft lebend und mit einem sieben Jahre alten Kind, leidet unter schweren Ängsten, an ALS zu erkranken – amyotrophische Lateralsklerose; eine Muskelerkrankung, die unter anderem zur Muskelatrophie führt, und zwar mit schlechter Prognose. In den Vorgesprächen wird deutlich, dass sie diese Angst massiv zur Kontrolle ihrer Umwelt einsetzt, indem sie immer dafür sorgt, nie allein zu sein, und ihren Partner zum Beispiel dazu zwingt, berufliche Reisen abzusagen. Die Mutter, scheinbar eine tief unglückliche Frau, lehnte ihre Tochter zeitlebens ab: »Sie sagte ganz offen, sie will mich nicht, ihr wäre es am liebsten, ich wäre weg, ich sei eine Last, sagt sie heute noch.« Der Vater war, angeblich beruflich bedingt, oft abwesend, meist nur wenige Tage der Woche in der Familie, und schied somit als Primärobjekt und als drittes Objekt aus: »Er wollte damit nicht belästigt werden, die Schwangerschaft war wohl der Versuch, ihn zu halten.«

Die Mutter hatte zahlreiche Suizidversuche unternommen, die, außer zweien, zwar meistens appellativen Charakter hatten, aber risikoreich waren. So nahm sie beispielsweise eine durchaus letale Dosis Tabletten, darauf spekulierend, dass ihr Mann zum errechneten Zeitpunkt nach Hause kam. Mindestens zweimal hat die Patientin ihre Mutter bewusstlos gefunden. Sie schildert auch Szenen, in denen die Mutter mit dem Strick in der Hand dastand und ihr sagte, sie gehe jetzt auf den Dachboden, sich aufhängen. Die Patientin zerrte an ihr und flehte sie an, es nicht zu tun. An dieser Stelle reißen die Erinnerungen ab. Kam der Vater hinzu, bestand seine einzige Hinwendung zum Kind darin, ihm zu sagen, der Mutter gehe es nicht gut, sie solle »jetzt nicht traurig und nicht böse sein«.

Trotz dieser verheerenden Daten, die der Vater, ohne sie im Ansatz seelisch zu begreifen, sachlich bestätigte (insofern sind sie wohl nicht nur subjektive Wahrnehmungen), überwogen in den Vorgesprächen die somatophobischen Eindrücke, sodass ich die ALS zwar als Hypochondrie einstufte, aber das Autistoide eher untergewichtete.

Kaum war die Behandlung vereinbart, verschwand die Patientin in eine psychosomatische Klinik (»Ich kann nicht mehr«), die stark mit Meditation, autogenem Training, Achtsamkeit und ähnlichen Verfahren arbeitete. Als wir nach dem Aufenthalt mit der analytischen Arbeit begannen, war die Patientin nicht mehr erreichbar: »In der Klinik ist mir ganz klar geworden, dass ich ALS habe, da gibt es nun keinen Zweifel. Es kann zwar noch nicht sicher festgestellt werden, aber alle Beobachtungen, die ich an meinem Körper gemacht habe, unterstreichen es.« Sie sprach zwar noch mit mir, aber im »Autofunktionsmodus«, wie sie es selbst bezeichnete. De facto beobachtete sie ausschließlich ihren Körper, machte zum Beispiel kleine motorische Tests (Bein anheben: »Es zittert!«; oder mit den Augen: »Ich sehe leicht versetzt!«) oder rekapitulierte die vermeintlichen muskulären Veränderungen (»Vor der Klinik konnte ich doch noch«). Ich fühlte mich »draußen«, empfand diese Art des Ausschlusses zunehmend als »bodenlos« oder sogar als »brutal« etc. (solche Worte gingen mir immer durch den Kopf).

Ich versuchte alle technischen Strategien, irgendwie die Patientin zu erreichen – ohne Erfolg! Es war ein fortschreitendes Absterben von allem Seelischen und Objektalen. Die Sitzungen, bald auch schon die Antizipation der Stunden wurden zu einer körperlichen Qual: Erschöpfung war das geringste Symptom. Mein Körper kribbelte und wurde zugleich zerrissen. Es entstand in mir eine aversive somatische Abwehr, etwas wollte »da« nicht mehr hin.

Die Reaktionen von Kolleginnen und Kollegen waren bezeichnend: Alle retteten sich ins Wissen: »Sie ist zur Mutter geworden, lässt dich spüren, wie sie als Kind empfunden hat«; »Deine körperlichen Reaktionen spiegeln doch ALS!«. Sie stimmten alle (und wurden selbstverständlich zigmal gedeutet), aber sie erreichten die Patientin nicht (wir können ja auch einem Alkoholiker sagen, dass er süchtig trinkt – es bewirkt bloß nichts). Nur meine wichtigste Lehrerin, Veronika Mächtlinger, fiel mir immer wieder ein. Sie sagte manchmal (ziemlich oft, ehrlich gesagt): »Ich weiß es nicht. Wir wissen es nicht, und solange wir nichts wissen, können wir auch nichts deuten.«

Nachträglich ist es evident, dass nur in der Schleifung jedes Containments die Chance auf Aufheben und Transformation lag. Ich musste zu demjenigen werden, in dem die Hoffnung auf menschliche Beziehung und Begegnung untergeht. Wenn wir uns dieses Paradox genau anschauen, wird deutlich, dass die Sortierung, hier Kind, dort Mutter, so gar nicht stimmt. In der Nivellierung ist nichts mehr geschieden. In der Tat wurde ich die Nicht-Mutter-Kind-Beziehung. Sortiert formuliert: Ich werde das Kind, das das existenziell benötigte Objekt nicht erreicht; ich werde die Mutter, die keinerlei Container anbieten kann. Es ist bloß nicht mehr scheidbar und darf nicht mehr geschieden werden – denken wir an unsere metapsychologische Ableitung des Verdurstenden in der Wüste und des Kindes, das ein Drahtgestell vorfindet.

Als ich dieses Paradoxon seelisch zulassen konnte, änderte sich die Stimmung, tauchte die Patientin auf – oder andersherum: Als sich die Stimmung änderte, die Patientin anders zu erzählen begann, konnte ich anders hören.

So kam es zu einer kleinen, unscheinbaren Szene in dem sich entwickelnden Feld:

Dysphorisch-herablassend eröffnete sie die Sitzung: »Was soll ich noch sagen? Immer das Gleiche, bringt ja nichts … Na gut, bevor Sie fragen: Hab die ganze Nacht wach gelegen, voller Angst, überlegte, F. [ihren Partner] zu wecken, machte es nicht, wie früher …«, um schnell weitere muskuläre Schwundsymptome darzulegen. Ich horchte auf, machte ein aufmerksames »Mhm?!«, da ich dieses »wie früher« als Nachricht aus der Kindheit hörte. Ich spürte, wie sie mein Aufmerksamwerden registrierte. Ich war aber zu erschöpft, zu aufgebend, um es weiterzuverfolgen. Die Atmosphäre wurde gespannter, bald wieder aufgebend. Eine Woche später sagte ich mehr intuitiv als überlegt: »Letzte Woche sprachen Sie von ›früher‹, ich glaube, es ging um die nächtliche Angst in ihrer Kindheit. Das war eine Mitteilung, aber langsam verhallt sie, ohne dass wir Gebrauch von ihr machen können.« Erstmals, sehen wir einmal von der Registrierung des »Mhm« ab, lauschte sie aufmerksam meinen Worten. Für den kurzen Rest der Sitzung schwieg sie.

Wir können diese Szene so verstehen, dass die Akzeptanz des nivellierten Containments beginnt, containende Prozesse zu ermöglichen. Die Patientin macht eine Mitteilung aus ihrer Kindheit, wie sie voller Angst dalag und kein Objekt erreichbar war – und paradoxerweise das Nichtansprechen ihres Partners eine Objektanerkennung ist! Der Analytiker kann es aufnehmen, wenn auch nicht verwenden – aber genau diese Figur braucht es, da nur das nicht aufhebende Objekt das aufhebende sein kann (muss). Die intuitive Deutung nimmt diese Dynamik auf.

Die Stunden wurden anders: Sie sprach zwar immer noch ausgedehnt von ALS, doch ihr Kind tauchte immer häufiger auf: Wie sie mit ihm umging, wie sie es belastend fand und versuchte, es abzuschieben, wie sie begann, eine somatische Schwachstelle ihres Kindes hypochondrisch zu beschweren. Viele Darstellungen umrandete sie mit Bemerkungen wie: »Aber ich bin ja da für mein Kind, anders als meine Mutter.«

Es ist auffällig, wie sehr in dieser Phase Fest- und Klarstellungen die Interventionen dominieren. Zum Beispiel sage ich: »Wir müssen den Mut haben, festzustellen, dass auch Sie nicht wirklich für Ihr Kind da sind, sich entziehen, wenn auch anders als Ihre Mutter.« Oder: »Sie dürfen die Hypochondrie nicht auf Ihr Kind ausdehnen!« Die Reaktionen der Patientin sind überraschend: Sie ist erleichtert und entspannt sich!

Abgesehen von dem unmittelbaren Kontakt und der Erleichterung (und der Gefahr eines subtilen sadomasochistischen Enactments), die in dieser Begegnung liegt, entwickelt sich, vielleicht vom Unbewussten der Patienten intendiert, eine Container-contained-Figur, die erst nachträglich verständlich wird.

Eines Tages zeigen sich die traumatisch-autistoiden Inhalte in der Behandlung. Die Analysandin kommt auf die Suizidalität ihrer

Mutter zu sprechen, Schilderungen, wie sie sie bewusstlos fand, die Nachbarn holte. Es wird immer verdichteter, die Szenen sind atmosphärisch präsent und gipfeln in einem nicht beschreibbaren Ausbruch: »Weiß die eigentlich, wie es mir dabei ging, als sie mit dem Strick wieder da stand, wie ich dachte, dann tu's doch endlich, gleichzeitig schrie: ›Nein, Mama, nein, nein, Mama, Mama, nein, nicht!‹«

Das analytische Feld hat sich, jenseits des bewussten Erfassens der Beteiligten, auf eine Präsenzszene hin verdichtet, die aber vorbereitet wurde. In meiner Interpretation schreit die Patientin in der Sitzung ihrer Mutter die Wahrheit ins Gesicht, einer Mutter, die imaginär im Raum zu sein schien, und holte sich den Analytiker als väterliches Objekt hinzu, als Zeugen, als Beschützer und als aufnehmendes Objekt. Meines Erachtens handelt es sich hierbei um eine außerordentliche psychische Leistung, da sie das Trauma, das schließlich in der Aufgabe des Objekts mündete, in Gänze inszenierte. Das Traumatische lag nicht nur in der Beziehung zur Mutter, sondern inkludiert den Vater, der sie nicht nur alleinließ, sondern Hilflosigkeit und vor allem Verwirrung und sprengende Zerreißung potenzierte.

Die Hoffnung auf ein Containment scheint durch den vernichtenden Hass der Mutter zerstört, die Reste blieben beim Vater, auch wenn der versagte. Vielleicht war es diese unbewusste psychogenetische Konstellation, die die Gestaltung dieser Szene erzwang.

Wichtig festzuhalten ist, dass in solchen Präsenzmomenten zweierlei geschieht: Es sind die namenlosen Inhalte da, und es ist, bei Anwesenheit des nicht containenden Objekts, das Verstehende, Aufhebende da. In der Transformation dieser Präsenz ins Präsentative können die Elemente psychisch qualifiziert und die Beziehung konzeptualisiert werden. Hier entsteht ein Gedanke, in dem die psychisch qualifizierten Elemente ihren Platz in der Konzeption finden und diese Verbindung die Konzeption sichert. Leider gilt dies nur, solange das Objekt anwesend ist. Das Traumatische ist gebannt, solange das aufnehmende Objekt da ist; das Autistoide überwunden, solange die Beziehung sinnlich wahrgenommen werden kann.

Was hier geschieht, klingt komplizierter, als es ist, an sich ist es trivial: Wenn uns ein Kollege einen komplizierten Sachverhalt erklärt, verstehen wir diesen recht gut, solange der freundliche Erklärer da ist. Versuchen wir später einer anderen Kollegin diesen Sachverhalt zu erklären, gelingt es nicht, denn der komplizierte Komplex ist zerfallen.

Ähnliches passiert, wenn die Patientin nach der Sitzung mit diesen nun qualifizierten Erfahrungen allein ist. Sie drohen zu zerfallen. Zugleich wird das verstehende Objekt zu einem abwesenden – und das abwesende, hier der Vater, ist dann wieder das versagende, das an der Traumatisierung beteiligte. Dann sieht sich die Patientin mit zerfallenden seelischen Elementen konfrontiert und mit einem erneut traumatisierenden Objekt. Da eine solche retraumatisierende Potenzialität bedrohlich anwächst, wird verständlicher, warum es nach solchen Präsenzereignissen beispielsweise zu psychotischen oder suizidalen Krisen kommen kann.

In diesem Fall war es allerdings anders: Die Patientin spaltete, projizierte und identifizierte sich offen mit der Mutter, während der Analytiker zum verachtungswürdigen Kind und zum väterlichen »Weichei« (Zitat der Patientin) wurde. Das heißt, sie kann auf entwickeltere psychische Bildungen zurückgreifen und die drohende regressive Krise durch primitive Abwehr abwenden. Das ist etwas überraschend, da das Ausmaß des hypochondrischen Agierens ursprünglich eher auf eine schwere autistoide Dimension zu verweisen schien. Es war, als hätten sich die übertragungsneurotischen Beimengungen wieder durchgesetzt, die schon in den Vorgesprächen sichtbar waren.

In dieser Dynamik versuchte sie, in der Identifizierung mit dem Introjekt verfolgende Ängste durch dasselbe abzufangen, und projizierte die abhängigen und beziehungsstiftenden Teile auf den Analytiker, in dem sie verachtet und entwertet wurden. Nahmen innere Verfolgungsängste zu, flammten schwere ALS-Ängste abermals auf, mit denen sie das Introjekt zu befrieden suchte. Doch diese Dynamik war, anders als das monosymptomatische ALS-Agieren, in der Übertragung deutbar. Sie konnte langsam spüren, dass der Analytiker die Präsenzszene in sich bewahrte, sie »in der Welt war«, und dass dies nicht mehr wirklich rückgängig zu machen war. Sie hasste den Analytiker für die Fähigkeit, diesen Gedanken zu bewahren, und hatte zugleich Panik, er könnte sich wie der Vater davonmachen. Sie konnte in kurzen therapeutischen Ich-Spaltungen erkennen, wie sie sich im Analytiker misshandelte, dieser sie aber väterlich fest blieb. Sie hasste den Vater, einmal in der psychogenetischen Begründetheit, aber auch den der Übertragung: dafür, dass er fest und anwesend blieb, aber auch dafür, dass er doch jenseits der Stunden zum abwesenden Vater wurde. Und sie konnte eine Ahnung davon entwickeln, wie es in einem Wesen (der Mutter) aussieht, das das eigene Kind so offen ablehnte – auch wenn diese Dimension immer phobisch besetzt blieb und hypochondrisch abgewehrt werden musste. Doch diese Hypochondrie wurde ein Symptom, von dem sie wusste, dass es einen Anfang und ein Ende hatte. Sie *hat* Hypochondrie, *ist* aber nicht mehr Hypochondrie.

Solche Erleichterungen aufgrund des therapeutischen Prozesses sollten nicht unterschätzt werden!

Abschließende Überlegungen zur Behandlungstechnik

Es ist inzwischen völlig offensichtlich, dass sich die jeweiligen Behandlungstechniken an den psychodynamischen und strukturellen Bedingungen zu orientieren haben, die wir in der Gegenübertragung erspüren. Niemand, der verantwortlich Behandlungen durchführt, wird den Patientinnen und Patienten schematisch begegnen. Die Deutungsstrategien müssen nicht nur von Fall zu Fall (wie es Argentieri Bondi immer wieder betonte) ausgerichtet werden, sondern sich immer den aktuellen Übertragungsdynamiken anpassen. Ich meine allerdings, es ist wichtig, die traumatisch-autistoiden Merkmale hypochondrischer Symptome identifizieren zu können. Sie können wichtige Hinweise auf mitlaufende Dynamiken geben und können unserer gleichschwebenden Aufmerksamkeit helfen, autistoide Phänomene zu erspüren etc. Damit weiten wir die Möglichkeit der Entwicklung eines analytischen Feldes. Welche Szenen dann im analytischen Feld emergieren, lässt sich nicht voraussagen, es handelt sich, wie gezeigt, um einen eigendynamischen, schöpferischen Prozess. Doch wenn wir Hypochondrisches erspüren, sollten wir den Mut haben, Bedingungen zu schaffen, in denen es sich, wenn notwendig, zeigen kann.

Manchmal nur ein Ahnen – Schlussbemerkung

Die Hypochondrie gibt es, wir werden sie nicht los, auch dann nicht, wenn wir sie aus Manualen und anderen Klassifikationen verbannen. Ich glaube sogar, im Unterschied zu anderen (vgl. Röder et al., 2003, S. 44; Röder & Overbeck, 2000, S. 297), dass sie unter psychoanalytischen Gesichtspunkten als »nosologische« Einheit gefasst werden kann. Sie widersetzt sich zwar einer (auch widerspenstigen) Zähmung, ist theoretisch kaum einzufangen, klinisch notorisch beharrlich und doch sich entziehend, behandlungstechnisch kaum zu bändigen, aber wir spüren das Wesenhafte. Vieles bleibt weiter im Dunkeln, und wir sind aufgefordert, unsere Bestrebungen nicht aufzugeben, sondern beharrlich etwas mehr Licht ins Dunkle zu bringen.

Unsere Zähmung dieser Widerspenstigen war nicht einfach, wir bemühten den Modellbegriff von Daniela M. Bailer-Jones und holten Wittgenstein zu Hilfe, der mit seinem Begriff der Familienähnlichkeit uns große Dienste erwies. Es gelang so, unterschiedlichste Perspektiven und Facetten auf diesen Phänomenbereich zuzulassen, ohne gleich, getrieben von Ansprüchen expliziter Definitionen und positivistischer Verengung, die Segel zu streichen. Aus diesem Umkreisen gelang es schließlich, eine implizit-definierte Ahnung zu erlangen, vielleicht keine Fackel zu entzünden, aber doch etwas Licht in der hypochondrischen Höhle scheinen zu lassen, sodass sich einige Schatten auf der Wand zeigten.

So konnten wir – hoffe ich zumindest – der postmodernistischen Beliebigkeit, alles sei linguistische Interpretation, entkommen, denn auch die Hypochondrie hat Grenzen im familienähnlichen Kontinuum. Umberto Eco hat diese Tatsache sehr schön paraphrasiert: Es gibt »im Magma des Kontinuums Ränder des Widerstands sowie tendenzielle Fließrichtungen […], vergleichbar den Äderungen von Holz oder Marmor, die es nahelegen, dieses Material eher in der einen als in der anderen Richtung zu schneiden«. Köstlich fährt Eco fort: »Entsprechendes gilt übrigens auch für Ochsen- oder Kalbfleisch« (2014, S. 47).

Mein Vorschlag war, dass hypochondrische Elemente solche sind, die noch nicht ausreichend psychisch qualifiziert wurden, nicht konzeptionell eingebunden sind und aus der unbewussten Kommunikation herausgefallen sind bzw. vielleicht gar nie Eingang gefunden hatten. Jeder Mensch ist in die Auseinandersetzung mit diesen Elementen gezwungen, sie gehören, durch die Faktizität des Todes, zur »conditio humana«, sind also ubiquitär. Streng genommen bleiben sie namenlos, auch wenn wir sie »Todesangst« nennen. Ich denke, sie haben viel mit dem zu tun, was Winnicott (1974) mit seinem Begriff des Zusammenbruchs bezeichnete. Es sind Elemente und Zustände aktualer Art (siehe die Neudefinition von Aktualneurose durch Baranger et al., 1988), die durch unterschiedlichste Manöver abgeschirmt werden müssen. Die erste Maßnahme, die ein Selbst, das sich von solchen Elementen bedroht fühlt, ergreift, ist nicht selten die Einkapselung.

Solche Einkapselungen haben die unangenehme Eigenschaft, unidirektional zu wirken. Sie werden durch weitere Maßnahmen, zum Beispiel diversen Zweithäuten, flankiert, doch das Selbst spürt diese strahlende Wirksamkeit weiter. Bricht diese Kapsel auf, fühlt sich das Selbst existenziell bedroht, genauer: Es spürt eine rasante Auflösung ins Unintegrierte, in restitutive Maßnahmen, die, auch wenn sie desintegrative Formen nutzen (etwa Freuds Größenwahn), schließlich versagen. Es kommt, nach dramatischen-regressiven Prozessen, zur Verschiebung ins hypochondrische Organ. Auch wenn eine solche Dynamik sich in dieser Dramatik fast nur in monosymptomatischen Erkrankungen abspielt, kann die Potenzialität auch dann zu spüren sein, wenn diese autistoiden Elemente von anderen Symptomen umklammert sind. Eine Idee war, die Weite der hypochondrischen Phänomene hiermit zu erklären. Eine exakte Definition dieser hypochondrischen Elemente ist nicht möglich, sie sind wohl nur implizit zu verstehen (vgl. Pascal, 1947; Hilbert, 1909; Meschkowksi, 1971).

Ein solches Verständnis der Hypochondrie eröffnet die Möglichkeit, sie doch als eine psychoanalytische nosologische Einheit zu begreifen und ihre vielfältigen und weiten Phänomene zu integrieren. Meines Erachtens sollte sich jede psychoanalytische Diagnostik und Nosologie an psychodynamischen und -strukturellen Merkmalen orientieren, sich nicht bei symptomatischen und deskriptiven Auffälligkeiten aufhalten. Die medizinisch-psychiatrische Diagnostik taugt nur bedingt in psychoanalytischen und psychotherapeutischen Kontexten.

Aber wichtiger als diese akademischen Streitfragen sind für mich die behandlungstechnischen Konsequenzen, oder sagen wir es einfacher: die Formen der Begegnung mit Menschen, die an Hypochondrie leiden.

Die Bandbreite der hypochondrischen Phänomene und die Anmutungen, die sie bei Behandlerinnen und Behandlern auslösen, lassen manualisierte und gesicherte Vorgehensweisen nicht möglich werden. Wann wir beginnen, einer hypochondrischen Erscheinung in einem anderen Symptom oder in einer aktuellen Dynamik Beachtung zu schenken, ob wir ein hypochondrisches Symptom als Abwehr zum Beispiel eines Individuationskonflikts oder doch als Indiz für eine Einkapselung begreifen, das kann sich nur aus der aktuellen Übertragungsdynamik und unserem intuitiven Wissen ergeben, gegründet in der gleichschwebenden Aufmerksamkeit. Zeigt sich allerdings, dass es autistoide Einkapselungen gibt, sollten wir den Raum zur Verfügung stellen, in dem eine Transformation dieser namenlosen Elemente, die das »going on being« bedrohen, versucht wird. Es ist ein schwieriger Prozess, der, hier müssen wir realistisch bleiben, häufig auch nicht gelingt. Aber die Erfahrung, die Patientinnen und Patienten machen, wenn sie spüren, dass es ein Objekt gibt, das signalisiert: »Ich will dich, deine Angst verstehen«, ist ein nicht hoch genug anzusetzendes Therapeutikum. In ihrer Odyssee durch Arztpraxen und inmitten der Beschämungen durch die aversiven Reaktionen überforderter Helfer (die, da die Kommunikation so ver-rückt ist, absolut nachzuvollziehen sind) entwickelt sich die Erfahrung, dass sich jemand zuwendet und die Not verstehen will – für viele eine nachwirkende Erleichterung.

Grundvoraussetzung dafür ist meines Erachtens, den Betroffenen offen zu begegnen – eine Selbstverständlichkeit, die gerade bei dieser Patientengruppe oft von Beginn an misslingt. Denn wie soll etwas, für das es keine Worte gibt, ja nicht einmal andere Ausdrucksformen, mitgeteilt werden? Kinder, die einen Albtraum haben und schreiend aufwachen und rufen: »Das ist ein Löwe im Zimmer«, treffen auf Eltern, die diesen Ruf hören, wissen, es ist ein »Löwe« im Zimmer, auch wenn es kein biologischer ist, sondern dieser nur für einen Moment im Traum existierte und vielleicht eine Erinnerung an die Begegnung mit einem großen Hund war, in dessen Maul das Kind direkt schauen konnte.

Wenn Patienten zum Beispiel von Krebs oder Todesangst sprechen, ist dies wahrscheinlich ein ähnlich hilfloser Versuch wie der des Kindes, auf etwas zu verweisen, das keinen Namen hat, ja eventuell noch nicht einmal über traumatische Restimpressionen verfügt, sondern als Leere existiert; Winnicott spricht von »emptiness«. Wie hilflos wir sind, die Zustände zu beschreiben, zeigen ja auch unsere Paraphrasierungsversuche mittels »Leere«, »schwarzes Loch«, »Nichts« etc.; oder abstrakter: Vernichtungsangst, Unintegriertheit etc. Ich sage manchmal zu Patienten, die verzweifelt, aber doch schon selbst aversiv-misstrauisch sind: »Ich glaube schon, dass etwas Bedrohliches da ist, bloß ist es nicht, wie alle Untersuchungen zeigen, eine somatische Erkrankung, auch wenn Sie diese Bedrohung so körpernah spüren. Aber es ist etwas da und vielleicht gelingt es uns, zu verstehen, was das ist.«

Aus diesem Grund sind mir auch die »Ratschläge von Mechthilde Kütemeyer für die psychotherapeutische Behandlung« so wichtig: hören, einfach hören und sprechen lassen. Hierfür gibt es auch eine metatheoretische Begründung: Falls die These stimmt, dass die Einkapselungen pure traumatische Präsenzelemente bzw. autistoide Elemente enthalten, dann können wir diese Präsenz nur mit und in Präsenz aufspüren. Und die analytischen Ratschläge der freien Assoziation und der gleichschwebenden Aufmerksamkeit sind Anleitungen, in einen Zustand präsenten Daseins zu gleiten. Es spricht aus den Patientinnen und Patienten; es hört im Therapeuten bzw. in der Therapeutin.

Deswegen ist die Phase des Haltens bei diesen Behandlungen so wichtig. Im Halten kann sich das Seelische entfalten und different-korrespondierend das Namenlose erahnbar werden, so kann es sich formen, um dann vom Paar erschaffen zu werden. Vorschnelles Wissen, bedrängendes Nachfragen oder symbolische Übersetzungen sind in diesem Prozess häufig hinderlich – nein, nicht nur hinderlich, sie sind Gift: Der Patient entwickelt Angst davor, keinen Raum zu haben, der Behandler tappt in die Falle des Enactments: zu wissen, wo es noch nichts zu wissen gibt, und zwar mit der Produktion ungeduldiger, schließlich aversiver Gegenübertragung.

Mit dieser Haltung – so mein geringer Erfahrungsschatz – schwinden auch bald die ewig wiederkehrenden Klagen über Ängste und Krankheitssymptome. Es entsteht, nicht selten, eine sehr reiche freie Assoziation – und seelisch-kreativ reich müssen viele Hypochonder sein, bedenken wir, wie arm unsere Kultur ohne diejenigen Künstler, die ihren »Spleen« kultivieren, wäre. Dieses freie Material hilft dabei, Ahnungen um die Einkapselungen zu entwickeln. Kleine Fragmente beginnen sich zu fügen, Zusammenhänge können hergestellt werden, auch wenn sich vieles von dieser Arbeit jenseits der bewussten Erfassung abspielt. Wenn wir Glück haben, zeigt sich in einem Präsenzmoment schließlich das, was sich ereignet hat, aber nie seelisch erfahren wurde – und dann hat sich die ganze, häufig auch mühevolle Arbeit wirklich gelohnt!

Meinen letzten Satz widme ich aber meinen Patientinnen und Patienten, die mir so viel Vertrauen entgegengebracht haben und die diese Reise ins Herz der Finsternis, die meist viele Jahre in Anspruch nahm, gewagt haben – und von denen ich so viel lernen durfte: Ich danke ihnen allen.

Literatur

Aisenstein, M. & Gibeault, A. (1991). The work of hypochondria: A contribution to the study of the specificity of hypochondria, in particular in relation to hysterical conversion and organic disease. *Int J Psycho-Anal*, *72*, 669–680.

Allen, D. A. & Mendelson, L. (2000). Parent, child, and professional: Meeting the needs of young autistic children and their families in a multidisciplinary therapeutic nursery model. *Psychoanal Inq*, *20*, 704–731.

Alvarez, A. (2006). Die Wellenlänge finden. Werkzeuge zur Kommunikation mit autistischen Kindern. In B. Nissen (Hrsg.), *Autistische Phänomene in psychoanalytischen Behandlungen* (S. 55–72). Gießen: Psychosozial-Verlag.

Argentieri Bondi, S. (2003). Hypochondrie als Denkstörung. In B. Nissen (Hrsg.), *Hypochondrie. Eine psychoanalytische Bestandsaufnahme* (S. 151–178). Gießen: Psychosozial-Verlag.

Bailer-Jones, D. M. (2002). Naturwissenschaftliche Modelle: Von Epistemologie zu Ontologie. In A. Beckermann & C. Nimtz (Hrsg.), *Argument und Analyse – Sektionsvorträge*. Paderborn: Mentis (GAP4 e-Proceedings. URL: http://www.gap-im-netz.de/gap4Konf/Proceedings4/Proc.htm).

Balint, M. (1996). *Der Arzt, sein Patient und die Krankheit.* Stuttgart: Klett-Cotta.

Baranger, M., Baranger, W., Mom, J. M. (1988). The infantile psychic trauma from us to Freud: Pure trauma, retroactivity and reconstruction. *Int J Psycho-Anal*, *69*, 113–128.

Baur, S. (1968). *Die Welt der Hypochonder.* Zürich: Kreuz, 1991.

Bick, E. (1990). Das Hauterleben in frühen Objektbeziehungen. In E. Bott Spillius (Hrsg.), *Melanie Klein heute. Bd. 1* (S. 236–240). Wien et al.: Internationale Psychoanalyse.

Bion, W. R. (1963). *Elemente der Psychoanalyse.* Frankfurt a. M.: Suhrkamp, 1992.

Bion, W. R. (1970). *Attention and Interpretation.* London: Karnac.

Brabant, E. et al. (Hrsg.). (1993). *Sigmund Freud – Sándor Ferenczi. Briefwechsel. Bd. I/2 (1912–1914).* Wien et al.: Böhlau.

Britton, R. (1989). The missing link: Parental sexuality in the Oedipus complex. In R. Britton, M. Feldman & E. O'Shaughnessy (Hrsg.), *The*

Oedipus complex today. Clinical implications (S. 83–102). London: Karnac.

Bronstein, C. (2011). On psychosomatics: The search for meaning. *Int J Psycho-Anal, 92*, S. 173–195.

Bucci, W. (1997): *Psychoanalysis and cognitive science*. New York: Guilford.

Busch de Ahumada, L. C. & Ahumada J. L. (2014). *Formen autistischer und autistoider Dynamik: das Zeitfenster für eine günstige Wendung* (S. 193–218). Stuttgart/Bad Cannstatt: Frommann-Holzboog.

Civitarese, G. (2013). *The violence of emotions*. London: Routledge.

Civitarese, G. & Ferro, A. (2013). The meaning and use of metaphor in analytic field theory. *Psychoanal Inq, 33*, 190–209.

Danckwardt, J. F. (2014). Von »Jenseits des Lustprinzips« zur »Banalität des Bösen«. Weitere Bruchstücke zu Sidmund Freuds Lebens-Todestriebhypothese. *Jahrbuch der Psychoanalyse*, 68, 219–249.

Di Ceglie, G. R. (2003). »Beende den Dialog und spiel' die Melodie« – Hypochondrie als psychischer Rückzug. In B. Nissen (Hrsg.), *Hypochondrie. Eine psychoanalytische Bestandsaufnahme* (S. 267–279). Gießen: Psychosozial-Verlag.

Eco, U. (2014). Gesten der Zurückweisung. Über den Neuen Realismus. In M. Gabriel (Hrsg.), *Der Neue Realismus* (S. 33–51). Frankfurt a. M.: Suhrkamp.

Etchegoyen, R. H. (2000): »Zur Einführung des Narzißmus«: Text und Kontext. In J. M. Rotmann et al. (Hrsg.), *Über Freuds »Zur Einführung des Narzißmus«* (S. 83–108). Stuttgart/Bad Cannstatt: Frommann-Holzboog.

Fairbaine, W. R. D. (2000): Das Selbst und die inneren Objektbeziehungen. Eine psychoanalytische Objektsbeziehungstheorie. Gießen: Psychosozial-Verlag.

Fenichel, O. (1945). *Psychoanalytische Neurosenlehre. Bd. 2*. Olten: Walter, 1982.

Ferenczi, S. (1914). Zur Ontogenie des Geldinteresses. In S. Ferenczi, *Bausteine zur Psychoanalyse. Bd. 1* (S. 109–119). Frankfurt a. M./Berlin: Ullstein, 1984.

Ferenczi, S. (1916). Über Pathoneurosen. In S. Ferenczi, *Bausteine zur Psychoanalyse. Bd. 3* (S. 80–94). Frankfurt a. M./Berlin: Ullstein, 1984.

Ferenczi, S. (1918). Die Psychoanalyse der Kriegsneurosen. In S. Ferenczi, *Bausteine zur Psychoanalyse. Bd. 3* (S. 95–118). Frankfurt a. M./Berlin: Verlag, 1984.

Ferenczi, S. (1919). Die Psychoanalyse eines Falles von hysterischer Hypochondrie. In S. Ferenczi, *Bausteine zur Psychoanalyse. Bd. 3* (S. 159–167). Frankfurt a. M./Berlin: Ullstein, 1984.

Ferro, A. (2002). *Im analytischen Raum. Emotionen, Erzählungen, Transformationen*. Gießen: Psychosozial-Verlag.

Freud, A. (1952). Die Rolle der körperlichen Krankheit im Seelenleben des Kindes. In *Die Schriften der Anna Freud. Bd. 4* (S. 1257–1274). München: Kindler, 1980.

Freud, S. (1895). Über die Berechtigung von der Neurasthenie einen bestimmten Symptomkomplex als »Angstneurose« abzutrennen. *GW I* (S. 313–342). Frankfurt a. M.: Fischer.

Freud, S. (1896). Weitere Bemerkungen über die Abwehr-Neuropsychosen. *GW I* (S. 377–403). Frankfurt a. M.: Fischer.

Freud, S. (1911). Psychoanalytische Bemerkungen über einen autobiographisch beschriebenen Fall von Paranoia (Dementia Paranoides). *GW VIII* (S. 239–320). Frankfurt a. M.: Fischer.

Freud, S. (1914). Zur Einführung des Narzißmus. *GW X* (S. 137–170). Frankfurt a. M.: Fischer.

Freud, S. (1915). Das Unbewußte. *GW X* (S. 263–303). Frankfurt a. M.: Fischer.

Freud, S. (1917). Metapsychologische Ergänzung zur Traumlehre. *GW X* (S. 411–426). Frankfurt a. M.: Fischer.

Freud, S. (1918). Aus der Geschichte einer infantilen Neurose. *GW XII* (S. 27–157). Frankfurt a. M.: Fischer.

Freud, S. (1923). Das Ich und das Es. *GW XIII* (S. 235–289). Frankfurt a. M.: Fischer.

Freud, S. (1924). Das ökonomische Prinzip des Masochismus. *GW XIII* (S. 369–383). Frankfurt a. M.: Fischer.

Freud, S. (1924a). Der Realitätsverlust bei Neurose und Psychose. *GW XIII* (S. 361–368). Frankfurt a. M.: Fischer.

Freud, S. (1938c). Ergebnisse, Ideen, Probleme. *GW XVII* (S. 148–152). Frankfurt a. M.: Fischer.

Green, A. (1998). »Theory«. Chapter 1, 19–63. Reply to Claude Smadja and Alain Fine. In A. Fine & J. Schaeffer (Hrsg.), *Interrogations psychosomatiques* (S. 99–103). Paris: PUF.

Gülich, E. & Schöndienst, M. (1999). »Das ist unheimlich schwer zu beschreiben«. Formulierungsmuster in Krankheitsbeschreibungen anfallskranker Patienten. *Psychother Sozialwiss*, *1*, 199–227.

Gutwinski-Jeggle, J. (1995). *Das Körper-Ich als Kommunikationsmittel. Psychoanalytische Entzifferungsversuche archaischer Wahrnehmungs- und Denkweisen.* Heidelberg et al.: Springer.

Gutwinski-Jeggle, J. (1997). Hypochondria versus the relation to the object. *Int J Psycho-Anal*, *78*, 53–68.

Hanly, C. (2011). Narcissism, hypochondria, and the problem of alternative theories. *Int J Psycho-Anal*, *92*, 593–608.

Heimann, P. (1952). Preliminary notes on some defence mechanism in paranoid states. In M. Klein, P. Heimann, S. Isaacs & J. Reviere (Hrsg.), *Development in Psycho-Analysis* (S. 122–167). London: Hogarth.

Hilbert, D. (1909). *Grundlagen der Geometrie*. Berlin/Leipzig: Severus.

Hinshelwood, R. D. (1993). *Wörterbuch der kleinianischen Theorie.* München/Wien: Internationale Psychoanalyse.

Hirsch, M. (Hrsg.). (1989). *Der eigene Körper als Objekt. Zur Psychodynamik selbstdestruktiven Körperagierens.* Gießen: Psychosozial, 1998.

Hirsch, M. (1989a). Hypochondrie und Dysmorphophobie. In M. Hirsch (Hrsg.), *Der eigene Körper als Objekt. Zur Psychodynamik selbstdestruktiven Körperagierens* (S. 77–93). Gießen: Psychosozial-Verlag, 1998.

Hirsch, M. (2003). Das hypochondrische Prinzip – zur Psychodynamik der Hypochondrie und verwandter Erscheinungen. In B. Nissen (Hrsg.), *Hypochondrie. Eine psychoanalytische Bestandsaufnahme* (S. 71–103). Gießen: Psychosozial-Verlag.

Hoffmann, S. O. (1996). Die alte Hysterie in neuen diagnostischen Glossaren, In G. H. Seidler (Hrsg.), *Hysterie heute* (S. 1–9). Stuttgart: Enke.

Isaacs, S. (1948): The nature and function of phantasy. *Int J Psycho-Anal, 29*, 73–97.

Jacobson, E. (1971). *Depression. Eine vergleichende Untersuchung normaler, neurotischer und psychotisch-depressiver Zustände.* Frankfurt a. M.: Suhrkamp, 1983.

Joseph, B. (1975). Der unzugängliche Patient. In B. Joseph (1994), *Psychisches Gleichgewicht und psychische Veränderung* (S. 116–134). Stuttgart: Klett-Cotta, 1994.

Joseph, B. (1982). Die Sucht nach Todesnähe. In B. Joseph (1994), *Psychisches Gleichgewicht und psychische Veränderung* (S. 189–206). Stuttgart: Klett-Cotta.

Joseph, B. (1985). Übertragung: Die Gesamtsituation. In B. Joseph (1994), *Psychisches Gleichgewicht und psychische Veränderung* (S. 230–248). Stuttgart: Klett-Cotta.

Joseph, B. (1994). *Psychisches Gleichgewicht und psychische Veränderung.* Stuttgart: Klett-Cotta.

Kernberg O. F. (1975). *Borderline-Störungen und pathologischer Narzißmus.* Frankfurt a. M.: Suhrkamp, 1988.

Kernberg O. F. (1984). *Schwere Persönlichkeitsstörungen. Theorie, Diagnose, Behandlungsstrategien.* Stuttgart: Klett-Cotta, 1988.

Klein, M. (1962). *Das Seelenleben des Kleinkindes.* Stuttgart: Klett-Cotta, 1989.

Klein, M. (1973). *Die Psychoanalyse des Kindes.* München: Kindler.

Klein, S. (1980). Autistic phenomena in neurotic patients. *Int J Psycho-Anal, 61*, 395–402.

Kohut, H. (1977). *Die Heilung des Selbst.* Frankfurt a. M.: Suhrkamp, 1981.

Küchenhoff, J. (1985). Das hypochondrische Syndrom. *Der Nervenarzt, 56*, 225–236.

Küchenhoff, J. (2000). Die Lesbarkeit des Körpers – psychoanalytische Zugänge zu Somatisierung und Selbstverletzung. *Psychoanalyse – Texte zur Sozialforschung, 4*, 17–36.

Küchenhoff, J. (2002). Hypochondrie. In S. Ahrens & W. Schneider (Hrsg.), *Lehrbuch der Psychotherapie und psychosomatischen Medizin* (S. 303–308). Stuttgart: Schattauer.

Küchenhoff, J. (2003). Die Repräsentationsfunktion und die Rolle des Objekts in der Hypochondrie. In B. Nissen (Hrsg.), *Hypochondrie. Eine psychoanalytische Bestandsaufnahme* (S. 51–70). Gießen: Psychosozial-Verlag.

Kütemeyer, M. (1993). Psychosomatische Aspekte bei schmerzhaften Schultererkrankungen. *Med Orth Tech, 113*, 222–229.

Kütemeyer, M. (2002). Metaphorik in der Schmerzbeschreibung. In G. Brünner

& E. Gülich (Hrsg.), *Krankheit verstehen. Interdisziplinäre Beiträge zur Sprache in Krankheitsdarstellungen* (S. 191–207). Bielefeld: Aisthesis.

Kütemeyer, M. (2003). Symptomdynamik hypochondrischer Beschwerden nach seelischem Trauma. In B. Nissen (Hrsg.), *Hypochondrie. Eine psychoanalytische Bestandsaufnahme* (S. 251–266). Gießen: Psychosozial-Verlag.

Laplanche, J. (1974). *Leben und Tod in der Psychoanalyse*. Olten: Walter.

Levine, H. B. (2013). The colourless canvas: Representation, therapeutic action, and the creation of mind. In H. B. Levine, G. S. Reed & D. Scarfone (Hrsg.), *Unrepresented states and the construction of meaning. Clinical and theoretical contributions* (S. 42–71). London: Karnac.

Luhmann, N. (1987). *Soziale Systeme*. Frankfurt a.M.: Suhrkamp.

Mahler, M. et al. (1980). *Die psychische Geburt des Menschen*. Frankfurt a.M.: Fischer.

Marty, P. (1968). A major process of somatization: The progressive disorganization. *Int J Psycho-Anal, 49*, 246–249.

Meschkowski, H. (1971). *Nichteuklidische Geometrie*. Braunschweig: Vieweg.

Müller, T. (2003). Zur Genese und Struktur eines Falles von psychotischer Hypochondrie. In B. Nissen (Hrsg.), *Hypochondrie. Eine psychoanalytische Bestandsaufnahme* (S. 359–386). Gießen: Psychosozial-Verlag.

Nissen, B. (2000). Hypochondria – a tentative approach. *Int J Psycho-Anal, 81*, 651–666.

Nissen, B. (Hrsg.). (2003). *Hypochondrie. Eine psychoanalytische Bestandsaufnahme*. Gießen: Psychosozial-Verlag.

Nissen, B. (2003a). Versuch über die Hypochondrie. In B. Nissen (Hrsg.), *Hypochondrie. Eine psychoanalytische Bestandsaufnahme* (S. 221–249). Gießen: Psychosozial-Verlag.

Nissen, B. (2003b). Zur Behandelbarkeit der monosymptomatischen Hypochondrie. In B. Nissen (Hrsg.), *Hypochondrie. Eine psychoanalytische Bestandsaufnahme* (S. 333–358). Gießen: Psychosozial-Verlag.

Nissen, B. (2005). Autistoide Einkapselungen bei monosymptomatischer Hypochondrie. *Forum der Psychoanalytischen Psychosentherapie, 12*, 27–49.

Nissen, B. (Hrsg.). (2006). *Autistische Phänomene in psychoanalytischen Behandlungen*. Gießen: Psychosozial-Verlag.

Nissen, B. (2007). Autistoide Rückzugsdynamik bei schwerer Hypochondrie. *Psyche, 61*, 1–21.

Nissen, B. (2008). On the determination of autistoid organizations in non autistic adults. *Int J Psycho-Anal, 89*, 261–277.

Nissen, B. (2009). Die Geburt des Seelischen. In B. Nissen (Hrsg.), *Die Entstehung des Seelischen. Psychoanalytische Perspektiven* (S. 213–236). Gießen: Psychosozial-Verlag.

Nissen, B. (Hrsg.). (2009a). *Die Entstehung des Seelischen. Psychoanalytische Perspektiven*. Gießen: Psychosozial-Verlag.

Nissen, B. (2010). Hypochondrie – Versuch einer konzeptionellen Zusammenfassung. *Forum Psychoanalyse*, 1, 1–15

Nissen, B. (2012). Diesseits der Deutung – Zur paradoxalen Figur der Präsenz in psychoanalytischen Prozessen. In T. Storck (Hrsg.), *Zur Negation der psychoanalytischen Hermeneutik* (S. 197–214). Gießen: Psychosozial-Verlag.

Nissen, B. (2013). On mental elements. Based on the example of an autistoid perversion. *Int J Psycho-Anal*, *94*, 239–256.

Nissen, B. (2013a): The scene in the psychoanalytic initial interview. *Rivista di Psycoanalisi*, *LIX*, 4, 961–975.

Nissen, B. (2014). Autistoide Organisationen. *Jahrbuch der Psychoanalyse*, *68*, 71–88

Nissen, B. (2014a): »Emotional« storms in autistoid dynamics. Vortrag in Boston, Juli 2014. In H. B. Levine (Hrsg.), David Power: Engaging primitive anxieties of the emerging self: Papers from the 7th International Conference on the Work of Frances Tustin London: Karnac. (Im Erscheinen)

Nissen, B. (2015). Zur Komplexität der Szene. Zur Komplexität der Szene. In T. Simonelli (Hrsg.), *Alfred Lorenzer – Perspektiven* (S. 231–254). Gießen: Psychosozial-Verlag.

Nissen, B. (2015a). Faith (F) and Presence (O) in analytic processes. In the light of my work with a narcissistic patient. Erscheint in: *Int J Psycho-Anal, 96* (im Erscheinen).

Ogden, T. H. (1989). On the concept of an autistic-contiguous position. *Int J Psycho-Anal, 70*, 127–140.

Ogden, T. H. (1994). *Subjects of analysis*. London: Karnac.

Ogden, T. H. (2001). *Conversations at the frontier of dreaming*. Northvale (N. J.)/London: Aronson.

Ogden, T. H. (2004). The analytic third: Implications for psychoanalytic theory and technique. *The Psychoanalytic Quarterly*, *73*, 167–195.

Overbeck, G. (1984). *Krankheit als Anpassung*. Frankfurt a. M.: Suhrkamp

Pascal, B. (1947). *Vermächtnis eines großen Herzens. Die kleineren Schriften*. Wiesbaden: Dieterich'sche Verlagsbuchhandlung.

Popper, K. R. (1976). *Logik der Forschung*. Tübingen: Mohr.

Riedell-Heger, H. (2003). Ein Beitrag zum psychoanalytischen Verständnis der Hypochondrie. In B. Nissen (Hrsg.), *Hypochondrie. Eine psychoanalytische Bestandsaufnahme* (S. 309–332). Gießen: Psychosozial-Verlag.

Rhode, M. (2006). Unterschiedliche Reaktionen auf Trauma bei zwei autistischen Kindern: die zentrale Bedeutung des Mundes für das Identitätsgefühl. In B. Nissen (Hrsg.), *Autistische Phänomene in psychoanalytischen Behandlungen* (S. 73–98). Gießen: Psychosozial-Verlag

Rhode, M. (2014). *Psychoanalytische Behandlung von Kindern mit Störungen aus dem Autismusspektrum. Theoretische Implikationen.* Stuttgart/Bad Cannstatt: Frommann-Holzboog.

Röder, C. & Overbeck, G. (2000). Hypochondrie. In W. Mertens & B. Waldvogel (Hrsg.), *Handbuch psychoanalytischer Grundbegriffe* (S. 373–377). Stuttgart et al.: Kohlhammer.

Röder, C., Overbeck, G. & Müller, T. (2003). Psychoanalytische Theorien zur Hypochondrie. In B. Nissen (Hrsg.), *Hypochondrie. Eine psychoanalytische Bestandsaufnahme* (S. 15–50). Gießen: Psychosozial-Verlag.

Rosenfeld, D. (1984). Hypochondriasis, somatic delusion and body scheme in psychoanalytic practice. *Int J Psycho-Anal*, *63*, 311–319.

Rosenfeld, D. (2006). Autistische Abkapselung. In B. Nissen (Hrsg.), *Autistische Phänomene in psychoanalytischen Behandlungen* (S. 231–254). Gießen: Psychosozial-Verlag.

Rosenfeld, H. A. (1958). Some observations on the psychopathology of hypochondriacal states. *Int J Psycho-Anal*, *39*, 121–124.

Rosenfeld, H. A. (1987). *Sackgassen und Deutungen*. Wien et al.: Internationale Psychoanalyse, 1990.

Rosenfeld, H. A. (1989). Die Psychopathologie der Hypochondrie. In H. A. Rosenfeld (1989), *Zur Psychoanalyse psychotischer Zustände* (S. 209–233). Frankfurt a. M.: Suhrkamp.

Rosenfeld, H. (2004). Die Beziehung zwischen psychosomatischen Symptomen und latenten psychotischen Zuständen. *Jahrb. Psychoanal.*, *48*, 27–50.

Rotmann, J. M., Hennig, C. & Grünepütt, K. (2000). *Über Freuds »Zur Einführung des Narzissmus«*. Stuttgart/Bad Cannstatt: Frommann-Holzboog.

Rupprecht-Schampera, U. (2001). »Woran leidet der Hypochonder?« In *Was ist aus dem Über-Ich geworden?* (S. 345–366). Arbeitstagung der DPV, Freiburg, März 2001, Tagungsband.

Rupprecht-Schampera, U. (2003). Woran leidet der Hypochonder? Eine Objektbeziehungstheorie der Hypochondrie. In B. Nissen (Hrsg.), *Hypochondrie. Eine psychoanalytische Bestandsaufnahme* (S. 179–220). Gießen: Psychosozial-Verlag.

Sandler, J., Person, E. S. & Fonagy, P. (2000). Einleitung. In J. M. Rotmann, C. Hennig & K. Grünepütt (Hrsg.), *Über Freuds »Zur Einführung des Narzißmus«* (S. 9–23). Stuttgart/Bad Cannstatt: Frommann-Holzboog.

Schafer, R. (1968). *Aspects of internalization*. New York: Int. University Press, 1990.

Schilder, P. (1925). *Entwurf einer Psychiatrie auf psychoanalytischer Grundlage*. Leipzig et al.: Internationaler Psychoanalytischer Verlag.

Schunck, S. (2003). Hysterische versus hypochondrische Abwehr – unter einem ökonomischen Blickwinkel betrachtet. In B. Nissen (Hrsg.), *Hypochondrie. Eine psychoanalytische Bestandsaufnahme* (S. 283–308). Gießen: Psychosozial-Verlag.

Segal, H. (1957). Bemerkungen zur Symbolbildung. In E. Bott Spillius (Hrsg.), *Melanie Klein heute. Beiträge zur Theorie. Bd. 1* (S. 202–224). Wien et al.: Internationale Psychoanalyse, 1991.

Segal, H. & Bell, D. (2000). Die Theorie des Narzißmus im Werk von Freud und Klein. In J. M. Rotmann, C. Hennig & K. Grünepütt (Hrsg.), *Über Freuds »Zur Einführung des Narzißmus«* (S. 197–228). Stuttgart/Bad Cannstatt: Frommann-Holzboog.

Simmel, G. (1993). *Psychoanalyse und ihre Anwendungen*. Frankfurt a. M.: Fischer

Steiner, J. (1987). The interplay between pathological organizations and the paranoid-schizoid and depressive positions. *Int J Psycho-Anal, 68*, S. 69–80.

Steiner, J. (1990). Pathological organizations as obstacles to mourning: The role of unbearable guilt. *Int J Psycho-Anal*, *71*, 87–94.

Steiner, J. (1993). *Psychic Retreats*. London: Routledge.

Stern, D. N. (2005). *Der Gegenwartsmoment. Veränderungsprozesse in Psychoanalyse, Psychotherapie und Alltag.* Frankfurt a. M.: Brandes & Apsel.

Thorner, H. A. (1955). Three defences against inner persecuation. In M. Klein, P. Heimann & R. Money-Kyrle (Hrsg.), *New directions in Psycho-Analysis* (S. 209–233). London: Tavistock.

Toulmin, S. (1979): The structure of scientific theories. In F. Suppe (Hrsg.), *The structure of scientific theories* (S. 600–616). Urbana: University of Illinois Press.

Tustin, F. (1972). *Autism and childhood psychosis*. London: Hogarth.

Tustin, F. (1981). *Autistic States in Children*. London: Routledge.

Tustin, F. (1988). *Autistische Barrieren bei Neurotikern*. Frankfurt a. M.: Nexus.

Tustin, F. (1990). *The protective shell in children and adults*. London: Karnac.

Winnicott, D. W. (1958). *Von der Kinderheilkunde zur Psychoanalyse*. Frankfurt a. M.: Fischer, 1988.

Winnicott, D. W. (1974). Fear of breakdown. *Int Rev Psycho-Anal, 1*, 103–107.

Wittgenstein, L. (1984). *Philosophische Untersuchungen*. Frankfurt a. M.: Suhrkamp.

Yorke, C. (2003). Überlegungen zur Hypochondrie. In B. Nissen (Hrsg.), *Hypochondrie. Eine psychoanalytische Bestandsaufnahme* (S. 131–150). Gießen: Psychosozial-Verlag.